JN047521

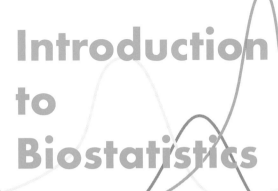

Introduction
to
Biostatistics

step
by
step
で学ぶ

論文を「読む」ための医療統計

文献の探し方から
最新の**ベイズ統計・AI解析**まで

著者

神田英一郎
川崎医科大学医学部学長付特任教授

MEDICAL VIEW

本書では，厳密な指示・副作用・投薬スケジュール等について記載されていますが，これらは変更される可能性があります。本書で言及されている薬品については，製品に添付されている製造者による情報を十分にご参照ください。

Introduction to Biostatistics
(ISBN 978-4-7583-0969-1 C3047)

Author：KANDA Eiichiro

2022. 10. 10 1st ed

Medical View Co., Ltd.
2-30 Ichigaya-hommuracho, Shinjuku-ku, Tokyo 162-0845, Japan
E-mail ed@medicalview.co.jp

■ はじめに

　皆さんはどのような目的で英語の医学論文を読みますか？

　例えば，日常診療で生じた疑問を解決するためには，ガイドラインや教科書を参照するだけでは不十分なため，欲しい論文を探さなくてはなりません。最新の知識をアップデートするためには，学会や講演会で学ぶこともできますが，論文を読むことで深く知ることができます。また，医局の抄読会の順番が回ってくるので，いやいや（?）読まされることもあると思います。さらに臨床研究を行う際には，これまでの研究の流れがわからなければ研究を立案・実行することができません。そして学会発表の際には，研究に関する背景や議論をのべることができません。

　きっかけは別として，このように英語論文を読むことは，evidence based medicine（EBM）や研究の実践には不可欠です。

　では，なぜ英語論文を読むことに抵抗を感じるのでしょうか？

　英語力は一つの原因かもしれません。現在AIの発達に伴って，英語論文の日本語への翻訳はいくつかのWEBサイトや翻訳ソフトで行うことができるようになってきました。しかしながら，現状では翻訳文が不正確なことが多いため，英語論文の学習にはお勧めできません。

　ここで冷静になって，英語論文の文章を読んでみましょう。大学受験の難しい英語に比べ，文法や構文は易しいものが多いことに気がつきます。では，英語の単語や熟語はどうでしょうか？　これは辞書で引けばよいことですし，ある程度の医学用語は日常診療で使われています。そして私たちの強みとして，論文のトピックに関する医学知識はすでにもっていますので，内容を類推できます。すると残る原因は，研究の内容自体ということになります。つまり，統計解析の方法と結果の解釈です。研究内容自体が日本語でもよくわかっていないため，英語で読むとなおさら理解できないということに陥ります。

　そこで，医学論文を読むポイントと基本的な統計解析の知識を学んでいただけるよう，本書を執筆いたしました。

　特徴はいくつかあります。

①有名な医学雑誌，New England Journal of MedicineとLancetから論文を選びました。読者の皆さんが目にすることが多い雑誌であり，多くの医療施設で読むことができます。また，信頼性が高い研究が行われているため，研究手法が参考になります。さらに，New England Journal of Medicineは，南江堂のサイトで日本語の抄録を読むことができます。

日本語の抄録ページ
（https://www.nejm.jp/）

②医学論文を読むためには，t検定などのいわゆる統計学だけでなく，臨床研究デザインなどの疫学的な知識も必要になります。そこで，基本的な統計学的知識と疫学的知識についても説明いたしました。

③論文は介入研究と観察研究の基本を押さえるため，ランダム化比較試験（randomized controlled trial；RCT）とコホート研究の論文を選びました。

④最新の解析手法の論文も選んでいます。ここ10～20年のコンピュータの発達とともに，統計学的解析手法は急に発達してきました。t検定のような従来の手法だけでなく，ベイズ統計やAIの基盤となる機械学習も使われるようになっています。そこで，少し難しいかもしれませんが，新しい解析方法についても説明いたしました。

⑤読者に近いような登場人物の対話で進めています。少しでも身近に感じてくださると嬉しく思います。

⑥「医学論文執筆のための臨床研究と医療統計　まずはここからはじめよう！」（メジカルビュー社，2016年）を以前執筆し，臨床研究を行う際に必要な統医療計と実際の解析方法について解説いたしました。本書はこの本がなくても理解できるよう基本的事項から説明していますが，合わせて読んでいただけると，知識が補われ理解が深まると思います。

本書をきっかけに，英語論文を読むことに挑戦する方や論文の理解が深まったと感じる方が増えることを期待しています。

さあ，気楽に医学論文を読んでみましょう！

2022年9月

神田英一郎

■ 目次

Part6　ベイズ統計

Part7　人工知能

統計関連用語・解析手法の解説

Column

■ 本書の登場人物

	箱ひげ先生 統計のスペシャリスト。 わからないことがあると，いつも快く，優しく教えてくれる。
	P値子先生 1年目。のんびりしていて，寝るのが好き。 論文の面白さに目覚め，本書で急成長を遂げる！？
	オッズ田先生 2年目。真面目が取り柄だが，あまりやる気がない一面も……。 P値子さんによくツッコミを受けている。

■ 著者紹介

神田英一郎（Eiichiro Kanda）
川崎医科大学医学部 学長付特任教授
臨床研究支援センター 副センター長
東京医科歯科大学生命倫理研究センター 非常勤講師

1997年	東京医科歯科大学医学部医学科卒業
2003年	東京医科歯科大学大学院医学系研究科内科学系内科学修了（医学博士）
2010年	Emory University, Rollins School of Public Health大学院修了（Master of Public Health, Epidemiology）
2010年	国家公務員共済組合連合会 東京共済病院 腎臓高血圧内科部長
2013年	東京医科歯科大学医学部 臨床教授
2018年より現職	

腎臓内科の診療に従事するとともに，臨床統計学や情報幾何学をベースとしたデータサイエンスや医療AIの研究を行っています。

1

何の論文を
読めばいいの？

目標

論文を探す前段階として，自分の疑問を明確にすることを学びます。
①リサーチクエスチョンの立て方，②PI（E）CO，
③研究デザインの違い，がわかるようになることが目標です。

オッズ田先生，医局会の抄読会に今度初めてあたることになりました。どうしたらいいですか？

あれか〜。2〜3カ月に1回回ってくるけど，面倒なんだよね。まず，論文を選んで，訳すことになるけど……。論文を適当に選んで，図を説明しているよ。

そういえば，先生の当番のときは，図もすべては説明していないですよね。質問されてもニコニコして時間を稼いでいる感じもします……。

まあね。ほかの先生もそうしているよ。……P値子さん。あまり，詰めないでもらえるかな。発表のときは，僕も時間が早く過ぎるようにと願って過ごしているんだ。でも，そんなときに限って時間が進まないんだ。

先生に聞いてもよくわからないことがわかりました。

すまん。箱ひげ先生に聞いてみよう。

箱ひげ先生，質問があるのですが。今度の抄読会にあたってしまいました。どのように論文を選んで，読んで，まとめたらいいですか。

おやおや。全部ですね。では，ステップバイステップで始めましょう。

先生，僕も一緒に教えていただいてもいいですか？

どうぞ。

2 クリニカルクエスチョン(clinical question)を リサーチクエスチョン(research question)にしよう

→ 疑問は具体化してみよう！

 では，P値子先生，何か臨床で興味があることはありますか？

 先日の医局会で話題になった，糖尿病に新薬のSGLT2阻害薬(sodium glucose co-transporter 2 inhibitor)が使われるようになったことに興味があります。

 眠そうにしていたので，聞いていないかと思っていたよ。

 ちゃんと聞いていました！
糖尿病の進行に効果があるとかおっしゃっていた気がしますが，よくわからなかったのです。それ以来，気になっていました。

 では，それをトピックにしましょう。
その疑問だけではテーマがはっきりしませんので調べやすいようにまとめましょう。

 どのようにすればよいのでしょうか？

 そもそも，日常診療で疑問に思うことがありますよね。今回の場合は，SGLT2阻害薬の糖尿病への効果が疑問になりますよね。
このように，ふと思いついた疑問を**クリニカルクエスチョン(clinical question)**とよんでいます。
例えば，「サプリメントによる膝痛の改善効果は効果があるのだろうか」といった疑問も，クリニカルクエスチョンになります。
このままでは漠然としているのでもう少し絞りましょう。

 「SGLT2阻害薬は糖尿病性腎症に効果があるか」でしょうか？

3

「効果があるか」だと，まだ絞れていませんね。どういう効果が期待されますか？

「腎機能低下を抑制する」になります。

その「腎機能低下」は具体的には何になりますか？

推算糸球体濾過量（estimated glomerular filtration rate；eGFR）が低下することだと思います。
慢性腎臓病（chronic kidney disease；CKD）のステージだと，尿蛋白量も重要です（**表1**）[1]。

糖尿病性腎症のステージではアルブミン尿が大切です（**表2**）[2]。

では，「腎機能低下を抑制する」を言い換えましょう。

「SGLT2阻害薬はeGFRの低下を抑制するか」とか「アルブミン尿を減らすか」といえると思います。

そうですね。
クリニカルクエスチョンは，そのままでは漠然としているため，研究向きに具体化する必要があります。これを**リサーチクエスチョン（research question）**とよんでいます。
シンプルにかつ具体的にまとめることで，自分の頭も整理できるほか，ほかの医師，スタッフそして患者さんに伝わりやすくなる効果があります。

表1 CKDステージ分類 （文献1より引用改変）

原疾患	蛋白尿区分		A1	A2	A3
糖尿病	尿アルブミン定量(mg/日) 尿アルブミン/Cr比(mg/gCr)		正常	微量アルブミン尿	顕性アルブミン尿
			30未満	30〜299	300以上
高血圧	尿蛋白定量(g/日) 尿蛋白/Cr比(g/gCr)		正常	軽度蛋白尿	高度蛋白尿
腎炎					
多発性嚢胞腎					
移植腎			0.15未満	0.15〜0.49	0.50以上
不明					
その他					
GFR区分 (mL/分 /1.73m^2)	G1	正常または高値	≧90		
	G2	正常または軽度低下	60〜89		
	G3a	軽度〜中等度低下	45〜59		
	G3b	中等度〜高度低下	30〜44		
	G4	高度低下	15〜29		
	G5	末期腎不全(ESKD)	<15		

〜▦：死亡，末期腎不全，心血管死亡発症のリスク。

表2 糖尿病性腎症病期分類 （文献2より引用改変）

病期	尿アルブミン値(mg/gCr)あるいは尿蛋白値(g/gCr)	GFR(eGFR) (mL/分/1.73m^2)
第1期(腎症前期)	正常アルブミン尿(30未満)	30以上
第2期(早期腎症期)	微量アルブミン尿(30〜299)	30以上
第3期(顕性腎症期)	顕性アルブミン尿(300以上) あるいは 持続性蛋白尿(0.5以上)	30以上
第4期(腎不全期)	問わない	30未満
第5期(透析療法期)	透析療法中	

文献
1. 日本腎臓学会. エビデンスに基づくCKD診療ガイドライン2018: 東京医学社; 2018.
2. 糖尿病性腎症合同委員会. 糖尿病性腎症病期分類2014の策定(糖尿病性 腎症病期分類改訂)について. 日腎会誌. 2014; 56: 547-52.

次のステップに進みましょう。**PICO**を聞いたことがありますか?

 医局の先生方が話しているのを聞いたことがあります。詳しくはわかりません。

 リサーチクエスチョンのような書き方は自由な文章なので,論文を検索するときに検索語を決めるのが難しいことがあります。リサーチクエスチョンをパーツに分けて考えましょう。

 パーツですか?

 自由な文章から重要な情報を持った単語を抽出するためにパーツに分解するとわかりやすくなります。そのためのツールがPI(E)COです(**表1**)。PI(E)COは,誰が,何によって,何と比べて,どうなるかをまとめたものです。

表1 PI(E)CO

	略語	意味づけ
P	Patients, Population, Problem	対象(患者)。介入や曝露を受ける集団
I / E	Intervention / Exposure	介入/曝露。介入とは手術の方法や新薬などの治療法のこと。曝露とは喫煙や大気汚染などの因子
C	Comparison	比較。介入群/曝露群と異なり,介入や曝露の影響を受けていない群
O	Outcome	アウトカムのこと

アウトカムって何ですか？

 最終的な患者の状態や結果を表します。具体的には，生存率，心血管疾患など，治療効果の評価が挙げられます。
また，生死や透析導入か否かなどのように，測定が容易で客観性があり，明らかにわかることを**ハードなアウトカム**とよび，血圧の低下やeGFRがどの程度低下したかのような結果を**ソフトなアウトカム**とよんでいます。

それでは，リサーチクエスチョン「SGLT2阻害薬はeGFRの低下を抑制するか」をPICOにまとめてみましょう。

 Pは糖尿病患者さん，IはSGLT2阻害薬の投与，Cはプラセボ群になり，Oはさっき議論した「eGFRの低下」か「アルブミン尿の増加」になります。

 そうです。必要なパーツがまとまりましたね。

 先生。Iは介入とのことでしたが，**介入研究**のときに使うということで，Eは**観察研究**でしょうか？

 そうです。研究のデザインについては次の項目で説明しましょう。

なぜ比較が大事か

　PICOのCは比較するためのCと説明しました。なぜ比較しなければならないのでしょうか？

　例えば，降圧薬の新薬Aの効果を調査する研究を行うとしましょう。患者さんに新薬Aを投与して降圧効果が認められたとします。この効果は新薬Aによるものと断言できるのでしょうか？　患者さんは高血圧を指摘されているので，減塩食を開始したかもしれませんし，運動療法や減量を頑張ったかもしれません。つまり新薬A以外の要因で自然と血圧が下がったかもしれないのです。

　ここで，コントロール群を設けておけば，自然と血圧が下がるかどうか比較することができます。このように目的とする治療法や曝露因子の効果を明確にするために，**「比較のC」**が重要な役割を果たします。

先ほどの話から，介入研究と観察研究があることがわかりました。どのような違いがありますか？

主な臨床研究の種類を
表1にまとめました。

手際が良いですね！

まずは**介入研究**について
教えてください。

表1 臨床研究デザインの種類

介入研究	A ランダム化比較試験
	B クロスオーバー試験
	C 前後比較研究
観察研究	A 症例報告
	B 症例集積研究
	C 横断研究
	D コホート研究
	E 症例対照研究

介入研究は，疾患や状態などの因子に対する介入が，疾患の発症予防や治療等に効果があるかを調べる研究です。
例えば，高血圧に対して新しい降圧薬の効果を評価するため，患者さんに新薬を実際に投与する研究は介入研究になります。**ランダム化比較試験**や**クロスオーバー試験**があります。

介入研究のデザイン

　臨床研究のデザインにいくつか種類があることを会話のなかで説明しました。研究デザインは比較と時間をキーワードとするとわかりやすくなります。多くの臨床研究は原因と結果の因果関係を明らかにすることを主な目的としています。

●ランダム化比較試験（randomized controlled trial；RCT）

　介入研究では，新薬は疾患を治癒させることができるか，死亡や心血管疾患などのアウトカム発生を抑制できるかを検討します。RCTでは，新薬群とプラセボ群に分けて，経時的にフォローします（**図1**）。

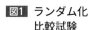

Part 1

何の論文を読めばいいの？

図1 ランダム化
　　　比較試験

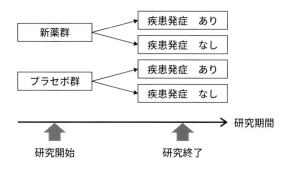

ここで新薬群が男性だけ，プラセボ群が女性だけとしましょう。すると，治療効果が新薬によるものか性別によるものかわかりません。つまり，年齢・性別・合併症などの2群の背景が異なっていては治療効果を比較することができないため，対象をランダムに2群に分けることで背景が同等であるようにします。2群を並行して追跡する研究を**パラレル比較デザイン**とよびます。この2群は異なる患者さんから構成されているため，**患者間比較**とよばれています。

なお，このデザインでは個人差が誤差に含まれるため，2群の治療効果の差を見出すために，大規模なサンプルサイズが一般に必要になります。

●クロスオーバー試験

治療効果は投薬前後の状態を比べることもできます。つまり自分自身がコントロールになっています。これを**患者内比較**とよびます。このコンセプトを応用したデザインが**クロスオーバーデザイン**です。同じ患者さんに新薬とプラセボを投与し，効果の違いを比較します。このとき，新薬が先かプラセボが先かで効果が違う（**時期効果**）こともあるため，投与する順番を変えたパターンで群別します（**図2**）。

図2 クロスオーバー
　　　試験

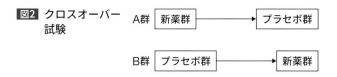

このデザインには，パラレル比較のRCTよりもサンプルサイズを小さくすることができる長所があります。一方で，例えば新薬を投与した後にプラセボを投与する場合には，前の新薬の効果が後まで長引いていることもあります（**持ち越し効果**）。そのため，新薬を投与したのちに時間をあけ，ウォッシュアウト期間を設けます。

観察研究について教えてください。

 観察研究は，治療などの介入を行わず，ある疾患の患者さんを長期間観察することや，すでに行われている治療の効果のデータを収集することで，疾患の特徴を捉える研究です。

長期間かけて発症する疾患や，まれな疾患も対象にできます。例えば，高血圧に関係する因子を調査する研究で，ある都市の住人に聞き込み調査を行って，塩分摂取量と高血圧の関係がわかったとすると，観察研究になります。**コホート研究**や**症例対照研究**があります。

それでは，今回のリサーチクエスチョンをもとに自分で研究するとしたらどのようなデザインが適していると思いますか？

 介入研究です。すると介入研究の論文を探せばよいのですね！

 その通り！

観察研究のデザイン

　介入研究が治療薬などを投与する介入を行うのに対し，観察研究は基本的に患者の分布や状態の変化を記録して観察する研究であり治療を行いません。この観察研究では時間軸を考えると理解しやすいです。

時間を考えない研究

まず，時間を考えない研究についてみてみましょう。

●横断研究

例えば，ある疾患患者の人数を増やすことができれば，疾患の分布や背景因子の比較を行うことができます。これを**横断研究**とよび，対象の年齢，性別，体重，血圧などの調査を1回だけ行います（**図1**）。国勢調査や国民健康調査などはこの研究デザインの代表例です。

図1 横断研究

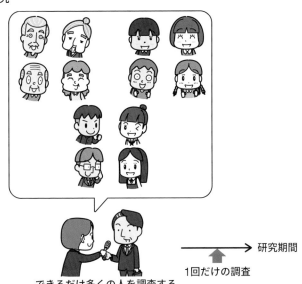

研究期間
1回だけの調査
できるだけ多くの人を調査する

しかし，時間を考えない横断研究は，調査した日だけの情報のため，因果関係が明らかにできません。例えば調査の結果，腰痛の患者に高血圧の合併が多かったとしましょう。この結果の理由として，腰痛のある人は高齢者が多く血圧が高いと考えることができます。また，痛みで血圧が上がっているのかもしれません。さらに，本来血圧は関係がないにもかかわらず，たまたまこのような結果が得られたのかもしれません。つまり，因果関係を明らかにすることができないのです。

時間を考えた観察研究

時間を考えた観察研究には，**コホート研究**と**症例対照（ケースコントロール）研究**があります。

●コホート研究

ある集団のことをコホートとよび，経年的に追跡する研究をコホート研究とよびます。ある因子が疾患の発生や予後にどう影響するのかということを調査します（図2）。

追跡が現在から未来であれば**前向きコホート研究**となり，過去から現在であれば**後ろ向きコホート研究**となります。研究者の視点が過去から未来へとなっていることはいずれも同じです。PECOでの比較Cは，曝露群と非曝露群を比較します。2群の背景が合わせられていない点がRCTと大きく違います。背景因子の違いはバイアスとなり結果に影響するため，結果をそのまま解釈することができません。そのため，多数のデータを同時に総合的に処理する統計手法である**多変量解析**などの調整が必要になります。

図2 コホート研究の流れ

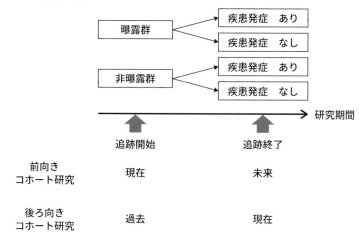

●症例対照研究

症例対照研究は，現在疾患にかかっている患者（**ケース群**）とかかっていない人（**コントロール群**）が昔どのような因子に曝露されたかを調査する研究です（**図3**）。ケース群の患者1人に対して，年齢や性別などの因子をマッチさせたコントロール群を1人選びます。するとマッチさせた主要な因子についてはケース群とコントロール群に差がなくなります。そこで，記録や記憶をたどることにより，過去にある因子に曝露されたか明らかにすることができます。

研究者の視点は現在から過去であり，コホート研究とは逆です。後ろ向きコホート研究と間違えやすいので注意しましょう。

図3 症例対照研究の流れ

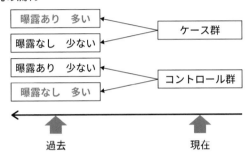

そのほかの研究

そのほかの研究として，各患者の治療経過について詳しく調べるものがあります。

●症例報告

例えば，非常にまれな疾患の患者一人を報告したとします。これは**症例報告**です。頻度の少ない疾患では参考になります。筆者はマラリアの症例報告を書いたことがあり，アフリカの先生から参考になったと手紙をいただき感動した覚えがあります。

●症例集積研究

また，まれな疾患の患者を数名集めてその特徴をまとめると，その疾患の特徴がわかりやすくなります。これを**症例集積研究**といいます。

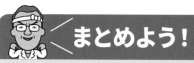

まとめよう！

01 リサーチクエスチョンの立て方がわかる。

02 PI（E）COを説明することができる。

03 研究デザインの違いを説明することができる。

memo

2

文献を
探しましょう

目 標

論文検索を行うためには，各論文の重要性を理解する
ことが不可欠です。
そしてPubMed®を使って，実際に検索してみましょう。

医学情報にはさまざまな種類があります。さきほど話したPICOの答え
を得たいと思ったらどうするかな？

 そうですね……。教科書に書いていないか探します。

 教科書には，「糖尿病とはどういう疾患か」とか「糖尿病の合併症はなにか」
などといった基本的なことが中心に書かれています。このような疑問を
背景疑問（background question）といいます。先ほど話したリサーチ
クエスチョン「SGLT2阻害薬はeGFRの低下を抑制するか」を**前景疑問
（foreground question）**といいます。少し違っていますよね。

 教科書を勉強するのは国試（医師国家試験）のようなときだけですもんね。

 試験のときだけ読むのでは困りますが，最先端の医療についてのPICO
を調べるのにはあまり向いていないかもしれません。

 医師になったばかりのときは，背景疑問しかありませんでしたが，臨床
を研修するうちに前景疑問が出てきた気がします。

 そうですね。前景疑問つまりリサーチクエスチョンは臨床に直結する疑
問なので，その答えをすぐに診療に生かすことができます。

 自分のもっている疑問に合わせて情報を集めるとよいですね。どういう
情報がありますか？

 医学情報を集めるには**6S**とよばれる方法があります[1]。情報をランクづ
けして，上から信頼度の高い順にSystem，Summaries，Synopses of
syntheses，Synthesis，Synopses of single studies，そしてSingle
studiesとなっています**（図1）**。

図1 医学情報の6Sモデル（文献1より引用改変）

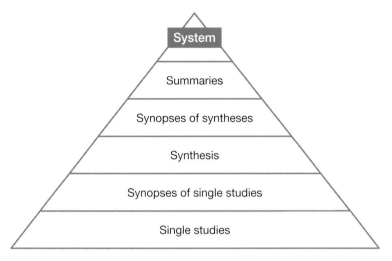

6Sという方法

●System

エビデンスと患者情報が電子カルテ情報を通して統合された理想的な情報システムのことを表しており，理想的な意思決定支援システムです。

●Summary

特定の臨床問題について適切な決定を行うことができるようエビデンスが定期的にまとめられたものです。各学会のガイドラインやUpToDate®が相当します（https://www.uptodate.com/home）。UpToDate®は使ったことがありますよね。

●Synopses of syntheses

複数の臨床研究をまとめたシステマティックレビューの内容の要約です。例えば，ACP Journal ClubはAnnals of Internal Medicineに収載されています（https://acpjournals.org/topic/category/journal-club）。

●Synthesis

システマティックレビュー →P.19 のことを表しています。レビューはこれまでのエビデンスをまとめたものですが，筆者の意見が強く出てしまうことがあり

ます。そこで，リサーチクエスチョンに合わせ，システマティックに論文をできるだけ多くまとめたものがシステマティックレビューです。

さらに，システマティックレビューには，これまでの論文をまとめたデータを統計的に解析（メタアナリシス）を行ったものとそうでないものがあります。このSynthesisには**The Cochrane Library**が有名です。

The Cochrane Library
（https://www.cochranelibrary.com/）

●Synopses of single studies

高い質をもった臨床研究論文の要約を表しており，高いエビデンスに基づいた抄録をまとめた雑誌が相当します。

●Single studies

リサーチクエスチョンのために行われた一つの臨床研究を表しています。つまり原著論文です。

文献
1. DiCenso A, et al. ACP Journal Club. Editorial: Accessing preappraised evidence: fine-tuning the 5S model into a 6S model. Ann Intern Med. 2009; 151: JC3-2, JC3-3.

SGLT2阻害薬の研究によってアウトカムが違うことがあると思います。PICOのOが違っても同じ扱いでよいのでしょうか？

死亡や心血管疾患の発症のようなアウトカムの異なる研究を合わせてエビデンスとして評価することはできません。

では，6Sの上から文献を探すと，ガイドラインやUpToDate®を検索することになりますね。

そうです。実際の診療現場でクリニカルクエスチョン(CQ)を解決するために文献を上の層から探していくと，各エビデンスを統合した高い質の情報を得ることができます。しかし，今回は抄読会で読む論文を探すことが，もともとの目的でした。介入試験の論文はどうですか。

はあい。わかりました。探してみます。

研究デザインによるエビデンスレベルの問題点

●研究デザイン＝エビデンスレベル？

　これまでに研究デザインでエビデンスレベルが決まっているということを聞いたことがあると思います。以前は，システマティックレビューを頂点として臨床研究を研究デザインだけで判断していたことがありました (**図1上**)。

　しかしこの方法は大きな問題がありました。例えば，パラレルデザインのRCTでも，参加者の多くが脱落してしまうものがあります。このような場合，研究開始時のランダム化は大幅に壊れているため，「ランダム化」といえなくなります (**図2**)。

　また，脱落者が多数発生するような治療法は現実の臨床でも遵守できる患者がほとんどいない可能性もあります。このように質の低いRCTであったとしても，研究デザインだけに依存するエビデンスレベルの判定では自動的に高く評価されてしまうことがしばしばありました。

図1 エビデンスレベルの考え方の変遷 （文献1より引用改変）

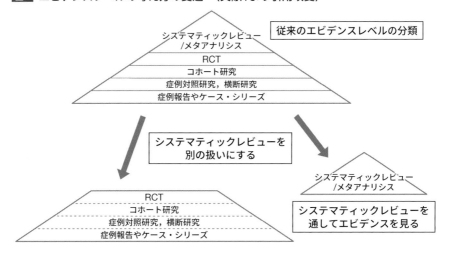

図2 参加者が脱落するRCT

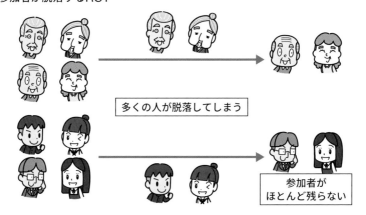

●そこで，システマティックレビューを別枠に！

　また，エビデンスを評価する際には，システマティックレビューを行います。メタアナリシスでは臨床研究を集めて解析を行います。その際，質の低いRCTがメタアナリシスに含まれてしまうとシステマティックレビューの質も下がってしまい，良好なエビデンスとはいえなくなってしまいます。

　システマティックレビューはあくまで別格に上位の研究というとらえ方です。これらのことから，システマティックレビューは別の扱いにし，各研究デザインの階層を緩やかにする概念が提唱されています**（図1下）**[1]。この概念では，システマティックレビューを虫眼鏡のように通して，エビデンスの全体をみます。

システマティックレビューの重要性

●ナラティブレビュー（narrative review）

　通常の医学雑誌に掲載されているレビューは，文献を集めて記載されていますが，集め方は網羅的ではなく，集められた文献の解釈は筆者の主観が強く影響するため，エビデンスの質がまちまちです。**ナラティブレビュー**とよばれます。

　このようなレビューは著者の方針に内容がしばしば左右されてしまいます。例えば，ある権威者が新薬に腎臓保護作用があるというレビューを書くとしましょう。その際，これまで多数のRCTでその効果が否定されていたとしても，その権威者は自分が応援している会社の新薬に有利な論文だけを選択して，効果を強調した論文を書くことができます。

　そこで，論文を恣意的に選ぶことがないよう統一された方法に基づいてシステマティックに論文を集める必要があります。

●エビデンス総体

　前述のとおり，アウトカムの異なる研究を合わせてエビデンスとして評価することもできません。そこで，エビデンスを系統的な方法で収集し，同じアウトカムの研究ごと，同じ研究デザインごとにまとめて，エビデンスの全体を評価し統合します（図3）[2]。これを**エビデンス総体**とよびます。

図3 システマティックレビューの考えかた

論文を集め，研究デザイン，対象，介入，アウトカムなどで分類する。共通する論文をグループとして結果をまとめる。異なるグループは同列に扱うことができない。

論文番号	研究デザイン	対象	介入	アウトカム
1	RCT	CKD患者	新薬A	透析導入
2	RCT	CKD患者	新薬A	心血管疾患
3	RCT	CKD患者	新薬A	死亡
4	RCT	CKD患者	新薬A	透析導入

アウトカムごとに分けて評価する

異なったアウトカムの研究は同列に扱えない

論文番号	アウトカム
1	透析導入
4	透析導入

論文番号	アウトカム
2	心血管疾患

論文番号	アウトカム
3	死亡

●システマティックレビュー

エビデンス総体を構成する臨床研究の論文を検索・収集し，評価・統合する一連のプロセスが**システマティックレビュー**です[2]。作業の透明性を担保するため，論文の検索方法や検索結果を明らかにします。

システマティックレビューがきちんと行われているか評価するポイントは，

①参照した研究に漏れがないこと，

②採択された研究に偏りがないこと，

③中立の立場で一定の基準に基づき各研究を評価していること，

④結論に評価の結果が反映されていること，

があります。

●システマティックレビューの流れ

クリニカルクエスチョンを立案し，それに基づいて文献をできるだけ多く網羅的に検索します**（図4）**[2]。

図4 システマティックレビューの流れ（文献2より引用改変）

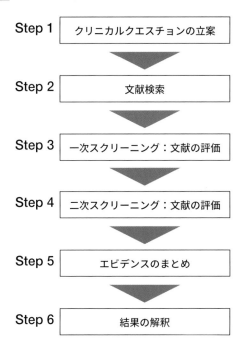

Step 1　クリニカルクエスチョンの立案

Step 2　文献検索

Step 3　一次スクリーニング：文献の評価

Step 4　二次スクリーニング：文献の評価

Step 5　エビデンスのまとめ

Step 6　結果の解釈

　抄読会のための文献検索は目的とする論文を1本に絞るために行いますが，システマティックレビューの文献検索は重要な文献を漏らさないようにしながら絞る必要があります。ここがシステマティックレビューの大変なところです。この段階では数本〜数千の論文が残っていることもあります。

　次に，集めた文献のタイトルとアブストラクトを中心に読み込んで一次スクリーニングとしてふるいにかけます。このスクリーニングのときに重要なものの抜けがあると困るため，2名の評価者の結果を照合し文献リストを作成します。この段階で数十本〜数百本の論文が残ります。アブストラクトだけでは詳しいことがわからないため，二次スクリーニングでは2名の評価者が論文の原本を精読し，最終的にレビューを行う論文を選択します。この論文の内容の概略を表にまとめます。この表をもとに，文献をアウトカムや研究デザインごとに並べ替え，エビデンス総体の評価を行います。

●メタアナリシス

　システマティックレビューの際に集めた論文を統計学的にまとめ，解析する方法です。例えば，集めた各論文に重みづけを行い結果を統合することで，新薬Aが透析導入の抑制効果があるか評価することができます。

　メタアナリシスを行えるほど論文が発表されていないリサーチクエスチョンもあるため，システマティックレビューにはメタアナリシスが行われていないものもあります。

文献
1. Murad MH, et al. New evidence pyramid. Evid Based Med. 2016; 21: 125-7.
2. Minds 診療ガイドライン作成マニュアル 2020 ver.3.0. 公益財団法人日本医療機能評価機構; 2021.

オッズ田先生，どうやって検索すればよいのですか？

これまでは先輩から「有名な雑誌の**New England Journal of Medicine, Lancet, JAMA**などを読んでおけば，抄読会はなんとかなる」と言われていたので，PICOに沿って文献の検索をしたことがほとんどないんだ。箱ひげ先生に教えてもらおう。

箱ひげ先生，文献の検索をするにはどうすればいいですか？
オッズ田先生に聞いたのですが，検索したことがないそうです。Googleはどうですか？

おやおや。では基本的な検索ツールについて説明しますね。検索エンジンとしては**PubMed**®や**Google Scholar**が有効ですね。

PubMed®で日本語の検索はできますか？

PubMed®ではできません。
日本語の文献検索は医中誌Webで行います。

さまざまなデータベース・検索エンジン

●PubMed®

　英語論文のデータベースには米国国立医学図書館が管理している**MEDLINE**があり，PubMed®というWebサイトを通して無料で使うことができます。

PubMed®
（https://pubmed.ncbi.nlm.nih.gov/）

●Embase®

これは医薬品に関する研究情報，医薬品開発の治験論文を豊富に収録したデータベースで，MEDLINEのレコードも含まれています。エルゼビア社と契約している必要があります。

Embase®
(https://www.elsevier.com/ja-jp/solutions/embase-biomedical-research)

●Cochrane Library ➡P.18

先ほど少し紹介したCochrane Libraryも有名です。独自の世界規模ネットワークを通じて，研究から得られた最良のエビデンスを収集，要約しており，医療知識と意思決定に有用なエビデンスを提供しています。

システマティックレビューのCochrane Database（**CDSR**），臨床試験のCochrane Central Register of Controlled Trials（**CENTRAL**），およびCochrane Clinical Answers，および外部データベースからの結果を組み込んだ統合検索機能が含まれています。CDSRには，Cochrane Reviews（システマティックレビュー），Cochrane Reviewsのプロトコルと論評が含まれています。

●Google Scholar

通常の検索エンジンのGoogleとは違い，学術用途での検索を対象としており，論文，学術誌，出版物の全文や関連するデータにアクセスすることができます。

Google Scholar
(https://scholar.google.co.jp/)

●医中誌Web

医学中央雑誌刊行会が管理しており，契約して使用できる施設も多いです。日本語の論文だけでなく，学会発表の抄録や日本国内の学会の英語雑誌も収載されています。早く情報を手に入れたいときには有効です。

医中誌Web
(https://search.jamas.or.jp/)

4 どうやって検索すればいいの？②　PubMed®で検索する（実践編）

→ 便利な機能を効果的に使おう！

 ここまでに説明してきた英語や日本語の検索エンジンを使うと，網羅的に重要な文献を探し当てることができます。

 わかりました。使ってみます。

今回は抄読会で読む論文を探すことが目的なので**PubMed®**を使ってみます。

PubMed®を使った文献検索

　英語論文の検索はPubMed®で行うことが多いです。PubMed®には有効な機能がいくつもあり，目的の論文を素早く見つけることができます。

　検索はリサーチクエスチョンをそのまま入力してもできます。そこで，SGLT2 inhibitor diabetic nephropathyとそのまま入れてみると，574件の文献が得られました（検索されるときによって異なります）。リストを見てみると重要な文献がかなり入っていないようです。

　そこで，キーワードを入れてみます。SGLT2と入力してみると5,513件の文献リストが得られました。またdiabetic nephropathyと入力すると39,465件でした。SGLT2 diabetic nephropathyとしてみると519件の文献が得られました。" "（ダブルクォーテーション）で囲むとフレーズ検索が行われます（**表1**）。

表1 検索語と件数の関係（2022年7月時点）

検索語	件数
SGLT2	5,513
diabetic nephropathy	39,465
SGLT2 diabetic nephropathy	519
SGLT2 inhibitor diabetic nephropathy	574
"sglt2 inhibitor" and "diabetic nephropathy"	91
"sglt2 inhibitor" or "diabetic nephropathy"	23,354

●論理演算

複数のキーワードで検索する際には，論理演算を考えると絞り込みやすくなります（**図1**）。

A AND Bは，キーワードAとキーワードBの共通となる文献を表します。

A OR Bは，AまたはBに含まれる文献を検索するものです。

A NOT Bは，Aで検索された文献のうちBに含まれない文献を示します。

図1 論理演算

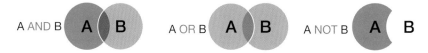

●MeSH（medical subject headings）

関連するキーワードが何種類かある言葉があります。例えば，chronic kidney diseaseにはchronic renal failure, chronic renal insufficiencyがあります。

すべてを試して検索することは不可能なので，似た医学用語は統一して使えるように**用語集（シソーラス）**にまとめられており，**MeSH**とよばれています。

PubMed®では，キーワードを自由に入力すると適切なMeSHに自動的に変換されて検索されます。つまり，MeSHを知らなくてもフリーのキーワードで検索することができます。しかし，MeSHで入力したほうがフリーに入力するよりも適切な論文が提示されることが知られていますので，MeSHがわかればMeSHで検索するほうがよいでしょう。

MeSHがわからないときには，PubMed®のExploreにあるMeSH Databaseで探すことができます（**図2**）。ただしMeSHは必ずしも万能ではなく，非常に新しい用語や古い用語には対応できないこともあります。

図2 MeSHの検索

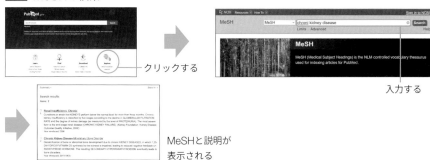

クリックする

入力する

MeSHと説明が
表示される

●文献リストの絞り込み

　リサーチクエスチョンで必要とする情報によって論文中に記載される指標が異なります。例えば，PI（E）COのアウトカムが透析導入になることであるならば，危険因子の影響力が重要になるため，その指標である相対危険，オッズ比，ハザード比が重要な情報になります。研究デザインで得られる情報を考えると，選ぶことができる研究デザインは，介入研究，観察研究としてコホート研究および症例対照研究に絞られます。

　PubMed®には，言語，出版年や研究のデザインなどで絞ることができる機能がついています。ARTICLE TYPEをClinical Trial とRandomized Controlled Trialとし，PUBLICATION DATEを5 yearsとし，LANGUAGEをEnglishにします。すると，348件から16件に絞られました。

　ここで，16件のリストをみてみましょう。表示された文献リストはソート機能で順番を変えることができます（**図3**）。

　Display optionsのSort byには，Best match，Most recent，Publication dateなどがあります。論文をクリックするとタイトル，著者，アブストラクトが表示されます（**図4**）。

図3 文献リストのソート

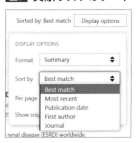

図4 論文リストとabstractの表示

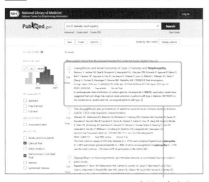

クリックする

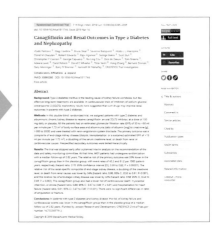

Display optionsをクリックするとリスト表示内容をSummary, Abstract, PubMed, PMIDと変えることができます。検索した結果は保存できます（**図5**）。

Saveをクリックするとタイトルやアブストラクトをまとめたファイルが作成されます。内容は，タイトル・作者名・アブストラクトなどが含んでおり，そのファイルはダウンロードやEmailで送ることができます。

図5 検索結果のファイル保存

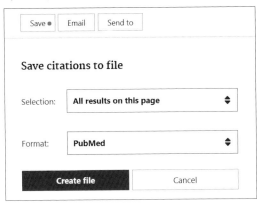

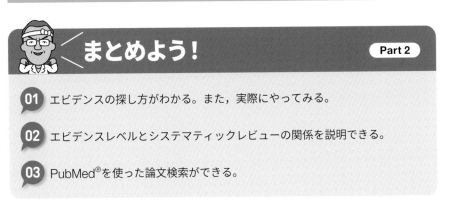

まとめよう！　Part 2

01 エビデンスの探し方がわかる。また，実際にやってみる。

02 エビデンスレベルとシステマティックレビューの関係を説明できる。

03 PubMed®を使った論文検索ができる。

3

ランダム化比較試験

目標

ランダム化比較試験（RCT）の論文に挑戦しましょう。
まず，論文構成から論文の内容を把握します。
次に，RCTのデザインや解析方法について学びます。
特に，生存時間解析はRCTだけでなくコホート研究な
ど経時的研究には頻用される重要な方法です。

本章で取り上げる論文は
こちら！➡

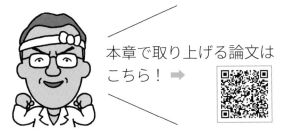

1 | ABSTRACTと論文の構成

 抄読会で読む論文は決まったの？

 はい。教えていただいた方法で検索したらちょうどよい論文が見つかったんですよ。**The New England Journal of Medicine（NEJM）** の論文で，CREDENCE Trialです。

 Perkovic V, et al. CREDENCE Trial Investigators. Canagliflozin and Renal Outcomes in Type 2 Diabetes and Nephropathy. N Engl J Med. 2019; 380: 2295-306. PMID: 30990260

 医局でも先生方が話題にしていたけど，抄読会では読まれていなかったからちょうどよかった。

 でも読もうとしたら，何が何だかさっぱりわからないんです。

 僕はABSTRACTを読んであらすじをつかむようにしているよ。うむ，細かいところはよくわからないから，いつも抄読会は図でごまかしている。

 ……。箱ひげ先生，論文をどう読めばいいかわからないんです。
英語を追うだけで精一杯です。

 では，論文の構成からみてみよう。

構造化抄録（structured abstracts）

　学会発表や論文に掲載された抄録を読者にわかりやすく伝えるフォーマットのことです。学術論文の典型的な構造としてIMRAD形式などがあります。

　IMRAD形式は，序論（Introduction），方法（Method），結果（Result），そして（And），結論（Discussion）の頭文字で名付けられています（**表1**）。

雑誌によっては見出しのつけ方が違うこともありますが，大まかな構造は変わりません。

今回この論文のABSTRACTも，序論のところは背景（BACKGROUND）になっていますが，このような構造になっています。

表1 抄録・論文の主な構造

論文にはすべての要素が記載されているが，抄録には議論がないことが多い。

要素		内容
序論	Introduction	これまでの研究の説明 研究の目的
方法	Method	研究デザイン 研究の対象 研究方法 統計解析方法
結果	Result	調査結果 解析結果
議論	Discussion	結果のまとめ 結果の吟味・考察 研究の限界（Limitation）
結論	Conclusion	研究のまとめ
参考文献	Reference	参照した文献のリスト

Part 3　ランダム化比較試験

論文の構成

論文の構成もIMRADに沿っています。結論には見出しがありませんが，In conclusionとしてわかりやすくしています。

各雑誌によってフォーマットが異なるので，書き方の詳細を見ておくと，自分が論文を書くときの参考になります。

NEJMはAuthor CenterのPreparation InstructionsにあるNew ManuscriptsのPrepare Materials for Submissionに詳細があります。開いてみると，COVER LETTER，MANUSCRIPT TEXT FILE，TITLE PAGE，ABSTRACT，IDENTIFYING DATA，REFERENCES，TABLESの項目について説明されています。

ABSTRACT（**図1**）には250words以内の字数制限と，構造が書いてあります。

図1 ABSTRACTのフォーマット

ABSTRACT
Provide an abstract of not more than 250 words with four labeled paragraphs containing the following:
- Background: Problem being addressed in the study
- Methods: How the study was performed
- Results: Salient results
- Conclusions: What the authors conclude from study results
- Trial registration number

2 | 臨床試験の倫理指針

→ 研究内容によって遵守する規則が異なると知っておこう！

 Prepare Materials for SubmissionのABSTRACT（→P.33 図1）には，**trial registration number**も書いてあります。これは何ですか？

 臨床研究を行うためにはいくつか遵守しなくてはいけない倫理指針があり，厚生労働省「人を対象とする生命科学・医学系研究に関する倫理指針」はその一つです。それによると，臨床研究は登録が義務付けられています。アメリカでは，**ClinicalTrials.gov**に登録します。Study Descriptionをみると，研究の概略がわかります。

厚生労働省「研究に関する指針について」
（https://www.mhlw.go.jp/stf/seisakunitsuite/bunya/
hokabunya/　kenkyujigyou/i-kenkyu/index.html）

ClinicalTrials.gov
（https://clinicaltrials.gov/）

 ClinicalTrials.gov number, NCT02065791で実際に調べてみると……。ありました！（**図1**）。Diabetes Mellitus, Type 2とDiabetic Nephropathyをもつ患者が研究対象で，CanagliflozinとPlaceboを比較したphase 3研究であることがわかります。

 phaseについては，後で詳しく解説しましょう。

図1 ClinicalTrials.govのCREDENCEのページ

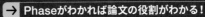

phase 3ですから，第Ⅲ相試験で，検証的試験になりますね。どのような目的で行われていましたか？

薬剤の有効性の確認や安全性について確認すると思います。

論文の役割がわかりましたね。
では，次の項目では実際に読んでみることにしましょう。

治験のphase

　新医薬品は，10〜15年という長い研究開発期間をかけて，新薬の有効性・安全性が確認された後，独立行政法人 **医薬品医療機器総合機構（Pharmaceuticals and Medical Devices Agency；PMDA）** の審査を経て，厚生労働省の薬事・食品衛生審議会の承認を経て，製造発売されることになります。

　治験はその開発段階に応じて第Ⅰ相（phase）〜第Ⅲ相に分類されています。

●第Ⅰ相

　初めて健康なヒトに投与する試験であり，少数の健康な人を対象に副作用などの安全性について確認します。

●第Ⅱ相

　初めて患者に投与する試験であり，安全な投与量や投薬方法などについて探索的検討を行います。第Ⅱ相は前期・後期に分けられます。

　前期は，臨床での用量や適応疾患を検討し，用量パターンと有効性を探索します。

　後期では，数百人程度の適応となる患者を対象として至適な用量用法を設定します。またこの試験結果に基づいて，第Ⅲ相試験の実施にあたっての用法や用量が決定されます。

●第Ⅲ相

　試験は，数百〜数万という規模の患者を対象に，実際の治療に近い形で治験薬を投与し，新薬の有効性を調査します。この試験により，有効性の証明と適切な用法用量と安全性が示されます。

●第Ⅳ相（市販後臨床試験）

　第Ⅰ〜Ⅲ相試験を経て新薬が販売されると，第Ⅳ相試験（**市販後臨床試験**）が実施されます。実際に新薬を使用する多数の患者から新薬のデータを取得する目的で実施されます。そのデータをもとに，新薬の効能，忍容性，副作用，その経済的側面などに関するデータが収集されます。

国際共同治験

　国際共同治験は日本だけでなく，世界規模で開発される治験です。一つの治験に複数の国の医療機関が参加し，共通の治験実施計画書に基づいて同時並行で行われます。主に第Ⅲ相試験が対象とされています。また，「**ブリッジング**」という手法で，海外で行われた治験のデータが日本でも代用できるかを調べる臨床試験が行われるようになっています。

　外国臨床試験データと国内臨床試験データを組み合わせて使用することができるようになったことにより，医薬品開発のグローバル化が進んでいます。

読み始めようと思ったのですけど，なにしろ英語が苦手で，分量も多いので眠くなります。

 僕も毎回心が折れそうになります。何か読むためのポイントはありませんか？

 慣れると読めるようになりますが……。作者の"イイタイコト"を抑えるとわかりやすくなります。

PICOはわかりましたね。でもそれでだけではなく，作者が論文を書くときに必ず記載しなくてはいけない項目が，研究デザインによって決まっています。

RCTには，**CONSORT声明**があります[1]。

CONSORT（Consolidated Standards of Reporting Trial Statement）声明

この声明は，25項目のチェックリスト（checklist）とフローチャート（flow diagram）からできています（**表1，図1**）。

CONSORT2010声明のチェックリストは論文の重要なポイントですので，このポイントを探すようにすると理解しやすくなります。

また，あらかじめ論文の内容を把握しておくとわかりやすくなるので，本文を読む前に，アブストラクトの該当部分を読んでおくとよいですね。

表1 CONSORT2010声明のチェックリスト（文献1より転載）

章/トピック (Section/Topic)	項目番号 (Item No)	チェックリスト項目 (Checklist Item)
タイトル・抄録(Title and Abstract)		
	1a	タイトルにランダム化比較試験であることを記載。
	1b	試験デザイン(trial design)，方法(method)，結果(result)，結論(conclusion)の構造化抄録(詳細は「雑誌および会議録でのランダム化試験の抄録に対するCONSORT声明」21, 31)を参照)。
はじめに(Introduction)		
背景・目的 (Background and Objective)	2a	科学的背景と論拠(rationale)の説明。
	2b	特定の目的または仮説(hypothesis)。
方法(Method)		
試験デザイン(Trial Design)	3a	試験デザインの記述(並行群間，要因分析など)，割付け比を含む。
	3b	試験開始後の方法上の重要な変更(適格基準 eligibility criteria など)とその理由。
参加者(Participant)	4a	参加者の適格基準(eligibility criteria)。
	4b	データが収集されたセッティング(setting)と場所。
介入(Intervention)	5	再現可能となるような詳細な各群の介入。実際にいつどのように実施されたかを含む。
アウトカム(Outcome)	6a	事前に特定され明確に定義された主要・副次的アウトカム評価項目。いつどのように評価されたかを含む。
	6b	試験開始後のアウトカムの変更とその理由。
症例数(Sample size)	7a	どのように目標症例数が決められたか。
	7b	あてはまる場合には，中間解析と中止基準の説明。
ランダム化(Randomization)		
順番の作成 (Sequence generation)	8a	割振り(allocation)順番を作成(generate)した方法。
	8b	割振りのタイプ: 制限の詳細(ブロック化，ブロックサイズなど)。
割振りの隠蔵機構 (Allocation concealment mechanism)	9	ランダム割振り順番の実施に用いられた機構(番号付き容器など)，各群の割付けが終了するまで割振り順番が隠蔵されていたかどうかの記述。
実施(Implementation)	10	誰が割振り順番を作成したか，誰が参加者を組入れ(enrollment)たか，誰が参加者を各群に割付けた(assign)か。
ブラインディング (Blinding)	11a	ブラインド化されていた場合，介入に割付け後，誰がどのようにブラインドかされていたか(参加者，介入実施者，アウトカムの評価者など)。
	11b	関連する場合，介入の類似性の記述。

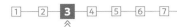

統計学的手法 (Statistical method)	12a	主要・副次的アウトカムの群間比較に用いられた統計学的手法。
	12b	サブグループ解析や調整解析のような追加的解析の手法。

結果（Results）

参加者の流れ (Participant flow)	13a	各群について，ランダム割付けされた人数，意図された治療を受けた人数，主要アウトカムの解析に用いられた人数の記述。
（フローチャートを強く推奨）	13b	各群について，追跡不能例とランダム化後の除外例を理由とともに記述。
募集（Recruitment）	14a	参加者の募集期間と追跡期間を特定する日付。
	14b	試験が終了または中止した理由。
ベースライン・データ (Baseline data)	15	各群のベースラインにおける人口統計学的（demographic），臨床的な特性を示す表。
解析された人数 (Number analyzed)	16	各群について，各解析における参加者数（分母），解析が元の割付け群によるものであるか。
アウトカムと推定（Outcome and estimation）	17a	主要・副次的アウトカムのそれぞれについて，各群の結果，介入のエフェクト・サイズの推定とその精度（95%信頼区間など）。
	17b	2項アウトカムについては，絶対エフェクト・サイズと相対エフェクト・サイズの両方を記載することが推奨される。
補助的解析 (Ancillary analysis)	18	サブグループ解析や調整解析を含む，実施した他の解析の結果。事前に特定された解析と探索的解析を区別する。
害（Harm）	19	各群のすべての重要な害（harm）または意図しない効果（詳細は「ランダム化試験における害のよりよい報告：CONSORT声明の拡張」）を参照）。

考察（Discussion）

限界（Limitation）	20	試験の限界，可能性のあるバイアスや精度低下の原因，関連する場合は解析の多重性の原因を記載。
一般化可能 (Generalisability)	21	試験結果の一般化可能性（外的妥当性，適用性）。
解釈（Interpretation）	22	結果の解釈，有益性と有害性のバランス，他の関連するエビデンス。

その他の情報（Other information）

登録（Registration）	23	登録番号と試験登録名。
プロトコール（Protocol）	24	可能であれば，完全なプロトコールの入手方法。
資金提供者（Funding）	25	資金提供者と他の支援者（薬剤の供給者など），資金提供者の役割。

Part 3

ランダム化比較試験

図1 CNSORT2010声明のフローチャート（文献1より転載）

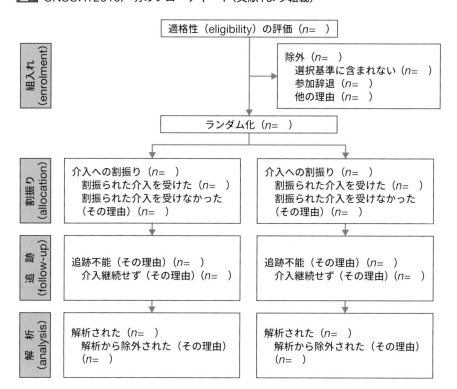

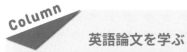

英語論文を学ぶ

Part 3

ランダム化比較試験

英語が非常に得意な人以外は皆さん，英語論文を読む難しさを感じていらっしゃると思います。

私は，その難しさを次の式で考えています。

$$難しさ ＝ 英語 ＋ 医学知識 ＋ 臨床研究の知識$$

一つ目の英語の勉強法については，筆者自身も長年模索しています。誰か教えてください。しかし医学論文の英語自体は，受験英語よりは難しくないように思います。

次に，医学知識は，臨床経験と専門医に向けた勉強で身に付きます。また，学会発表もよい経験になります。

そして，臨床研究の知識を身に付けることが課題として残ります。その対策は，まず本書のようなテキストを読み，ある程度のスタイルを身に付けなくてはいけません。統計学は積み重ねの学問なので，基本がおろそかになっていると，高度な統計手法を理解することができません。しかし，知識だけでは不十分なので，経験が必要です。それには，臨床でevidence based medicine（EBM）を実践してみることがベストだと思います。自分の感性に沿ったクリニカルクエスチョンから論文を検索し，読んでみる必要があります。

まず，簡単そうな数本の論文の全文を読んでみましょう。しばしばMETHODSを読まないこともありますが，じっくり読んでください。もちろんわからない解析方法がたくさん出てきます。そのときは，統計学の教科書やインターネットで検索して，自分で理解しましょう。何本か読んでいるうちに，知識が身に付いてきますので，慣れてきます。

そして，自分で臨床研究を実施してみてください。研究のデザイン，データの収集・解析，学会発表という過程を経るうちに，英語論文を読むことへの抵抗が減っていることに気が付くことでしょう。ここまでくると，臨床研究のお作法が身に付いていると思います。

文献
1. 津谷喜一郎ほか，訳. CONSORT2010声明. 薬理と治療. 2010; 13: 939-47.

5 | 日本語の抄録を読んでもいい？

→ 効果的に利用しよう！

先生，日本語の抄録を読んでもよいですか？
The New England Journal of Medicineにはあるようです。

日本語の抄録
（https://www.nejm.jp/abstract/vol380.p2295）

忙しい臨床の合間に目を通すためには，工夫も必要です。日本語の抄録
がついているならそれもよいでしょう。
抄読会は勉強のために英語論文を読むことにしていますので，今回は英
語の文章にチャレンジしましょう。

は～い。

日本語のアブストラクトがあるから楽勝だね！
僕のアシストいいでしょ！

そうですか？　アブストラクトの訳があっても，本文の訳がないので，
大変さに変わりはないですけど。

……。

6 | INTRODUCTION（序）を読む

→ 研究目的の記載を見つけよう！

 イントロダクション（序）から読んでみましょう。どういうことが書いてあるかな？

 第1パラグラフには，2型糖尿病の患者の増加が末期腎不全の世界的な増加の主な原因であることが書いてあります。
第2パラグラフには，SGLT2阻害薬の心血管系に関する試験の2次的な解析では，SGLT2阻害薬により2型糖尿病患者の腎予後が改善する可能性が示唆されていましたが，それが確立されていなかったと述べてあります。

 するとABSTRACTの文章は各段落を適切に表していますね。

 アルブミン尿を有するCKDを伴う2型糖尿病患者の腎予後に対するSGLT2阻害薬カナグリフロジン（canagliflozin）の効果を評価するため，このCREDENCE試験を行ったそうです。

We designed the CREDENCE (Canagliflozin and Renal Events in Diabetes with Established Nephropathy Clinical Evaluation) trial to assess the effects of the SGLT2 inhibitor canagliflozin on renal outcomes in patients with type 2 diabetes and albuminuric chronic kidney disease. 　　(Perkovic V, et al: *N Engl J Med*. 2019; 380: 2295-306)

 つまり，プライマリーアウトカムとして腎予後を設定した本研究の重要性と動機が述べられているわけですね。
重要なのは，この段落の最後に研究の目的が書かれていることです。この書き方は，CONSORT2010声明に合致しています。
また，どの論文でもINTRODUCTIONの最後に研究の目的が書かれていますので，忙しいときにはこの文章を見つけて読むだけでも研究の目的がわかります。

Prevalence
有病率のことをいいます。調査したときにどのくらい患者がいるかを表しています。

では，METHODSに進みましょう。ABSTRACTに書いてある内容をまとめてください。

順に，
・デザイン
・どのような患者を選んだか
・どのように投薬したか
・そしてアウトカム　です。

その内容とMETHODSの小見出しを比べましょう(**図1**)。どの部分にどのようなことが書いてあるか目星がつきますね。
ではTRIAL DESIGN AND OVERSIGHTを読んでみましょう。このとき，CONSORT2010声明の項目と比較するとよいです。

第1パラグラフには，試験デザインのことが書いてありました。

Details regarding the design of this randomized, double-blind, placebo-controlled, multicenter clinical trial have been published previously.

(Perkovic V, et al. *N Engl J Med*. 2019; 380: 2295-306.)

詳しくは，Supplementary MaterialのProtocolのファイルと，別の論文(American Journal of Nephrology；AJN)に書いてあるみたいですね[1]。その後，スポンサーとステアリングコミッティ(研究組織または研究運営委員会)などについて書いてあります。

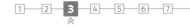

図1 METHODSの小見出しとABSTRACTの比較

METHODSの小見出し　　　　　　ABSTRACTのMETHODS

・METHODS
・TRIAL DESIGN AND ──────→ ・In this double-blind, randomized trial,
　OVERSIGHT

・PATIENTS ──────────→ ・we assigned patients with type 2 diabetes and
　　　　　　　　　　　　　　　albuminuric chronic kidney disease

・TRIAL PROCEDURES ───────→ ・to receive canagliflozin, an oral SGLT2 inhibitor, at
　　　　　　　　　　　　　　　a dose of 100 mg daily or placebo.

・All the patients had an estimated glomerular
　filtration rate (GFR) of 30 to <90 ml per minute
　per 1.73 m^2 of body surface area and
　albuminuria (ratio of albumin [mg] to creatinine
　[g] , >300 to 5000) and were treated with renin-
　angiotensin system blockade.

・OUTCOMES ──────────→ ・The primary outcome was a composite of end-
　　　　　　　　　　　　　　　stage kidney disease (dialysis, transplantation, or
　　　　　　　　　　　　　　　a sustained estimated GFR of <15 ml per minute
　　　　　　　　　　　　　　　per 1.73 m^2), a doubling of the serum creatinine
　　　　　　　　　　　　　　　level, or death from renal or cardiovascular
　　　　　　　　　　　　　　　causes.

・Prespecified secondary outcomes were tested
　hierarchically.

・STATISTICAL ANALYSIS ──→ ・?

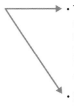

スポンサーと研究組織

　スポンサーと研究組織は研究のデザイン・実行・結果の記載などに影響することがあるので，きちんと記載されているかを確認します．かつて，解析を企業の解析者が行うことで自社に有利な論文が発表されていたことがありました．

文献
1. Jardine MJ, et al. The Canagliflozin and Renal Endpoints in Diabetes with Established Nephropathy Clinical Evaluation (CREDENCE) Study Rationale, Design, and Baseline Characteristics. Am J Nephrol. 2017; 46: 462-72.

次はPATIENTSですね。

 ではオッズ田先生，簡単にまとめてください。

 まとめると表1の通りです。

表1 患者背景

年齢	30歳以上
糖尿病を有する	HbA1c 6.5～12.0%（ドイツは6.5～10.5%以外）
CKDを有する	$30 \leqq$ eGFR < 90 mL/分/1.73m^2 $30 <$ 尿中アルブミン・クレアチニン比（Urine Albumin-to-Creatinine Ratio, UACR）$\leqq 5,000$mg/gCr）
内服薬	ACE阻害薬（angiotensin-converting–enzyme inhibitor）または ARB（angiotensin-receptor blocker）を4週間以上投与されていること。
除外基準	非糖尿病性腎症また1型糖尿病の者，腎臓病に対して免疫抑制剤を投与されていた者，透析または腎移植の既往がある者

 よくまとめました。

 内服薬にまで条件があります。

 日本糖尿病学会による糖尿病診療ガイドライン2019の第9章には，糖尿病性腎症について記載されています[1]。それによると，

CQ 9-6 糖尿病性腎症における血圧コントロールの第一選択薬としてACE阻害薬・ARBは推奨されるか？
［ステートメント］
糖尿病性腎症における血圧コントロールの第一選択薬として，ACE阻害薬とARBが推奨される。 （文献1）

とのことです。

実際に処方しますしね。

 ですから，臨床をある程度想定していますね。
しかし，これらの条件に合わない患者に対しては，必ずしもこの研究結果は該当しないかもしれないことを，念頭に置いておく必要があります。

eGFR推算式は複数ある

本論文で，eGFRがthe Chronic Kidney Disease Epidemiology Collaboration formulaで計算されたと書いてあるのは，eGFRの計算式が何種類かあるためです。日本では日本腎臓学会が作成した推算式が一般的に使われています[2]。

$$eGFR (mL/分/1.73 m^2) = 194 \times Cr^{-1.094} \times 年齢^{-0.287} （女性 \times 0.739）$$

文献
1. 日本糖尿病学会. 糖尿病診療ガイドライン2019. 南江堂; 2019.
2. 日本腎臓学会. エビデンスに基づくCKD診療ガイドライン. 東京医学社; 2018.

Part 3

ランダム化比較試験

9 METHODSを読む③ TRIAL PROCEDURES

→ ランダム化の方法を知っておこう！

TRIAL PROCEDURESには研究の具体的な方法が書いてあります。これはProtocolのファイルとAJNにわかりやすい図がありますので参照します（図1）[1]。

図1 研究デザイン（文献1より引用改変）

R：randomization，FPI：first patient in

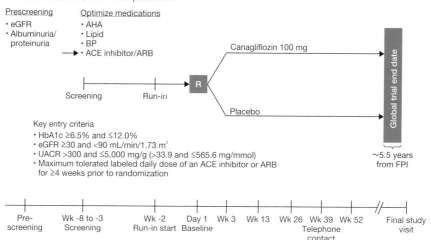

Prescreening
・eGFR
・Albuminuria/
 proteinuria

Optimize medications
・AHA
・Lipid
・BP
→・ACE inhibitor/ARB

Canagliflozin 100 mg

Placebo

Global trial end date

Screening   Run-in   R

Key entry criteria
・HbA1c ≥6.5% and ≤12.0%
・eGFR ≥30 and <90 mL/min/1.73 m^2
・UACR >300 and ≤5,000 mg/g (>33.9 and ≤565.6 mg/mmol)
・Maximum tolerated labeled daily dose of an ACE inhibitor or ARB
 for ≥4 weeks prior to randomization

~5.5 years
from FPI

Pre-screening | Wk -8 to -3 Screening | Wk -2 Run-in start | Day 1 Baseline | Wk 3 | Wk 13 | Wk 26 | Wk 39 Telephone contact | Wk 52 | Final study visit

Telephone contact was made at midpoint between office visits after Wk 52.
Site visits were conducted at 26-week intervals after Wk 52.

スクリーニングの後，エントリーした患者は**run-in period**の後，ランダム化されました。

本試験では，患者には，ランダムに1：1でカナグリフロジン100mgとプラセボが割り当てられています。**randomly permutated blocks**と書かれていますが何ですか？

置換ブロック法のことで，患者を数名のブロックに分けてそれぞれランダムにカナグリフロジンとプラセボを割り当てる方法です。

 ここには，stratification according to the category of estimated GFR（30 to <45 mL, 45 to <60 mL, or 60 to <90 mL per minute per 1.73 m²）と書いてあるので，eGFRに基づいたブロックに分けられています。

ランダム化ってどうするの？

RCTでは，患者を2群ないしそれ以上のグループに，ランダム（無作為）に割りつけます。

●単純無作為化割付

その際，最も簡単な方法は**単純無作為化割付**で，単純に説明すると，コインを投げて表と裏に分ける方法です。

例えば，EXCELのRAND（）を用いると0以上で1よりも小さい数値が表示されますので，0.5未満と0.5以上の2群に分けることもできます。

ほかには，封筒にどの治療群にするか記した紙を入れておいて，それを引くことで割付する方法もあります。これらの方法では2群の人数や背景に大きな差が出ることもあります。ここで100人に0と1を振り分けたとしましょう。長期間フォローしたとき，片方の群だけ何人か脱落することがあります（**図2**）。

すると，せっかくランダム化し，2群の患者背景の差を減らしたにもかかわらず，ランダム化が崩れてしまいます。

図2 ランダム化と脱落

```
0 0 1 0 0 0 0 1 1 1
1 0 1 1 1 0 0 1 0 0
0 1 1 1 0 1 1 1 0 1
1 1 1 0 1 1 0 1 1 0
1 0 0 0 0 0 1 0 1
1 0 0 1 0 0 0 0 0 1
1 1 0 1 0 0 1 0 0 1
0 0 1 1 1 1 1 0 0 0
0 0 1 1 1 0 0 1 1 1
0 1 1 1 1 1 0 0 1 0
```

```
0 0 1 0 0 0 0 1 1 1
1 0 ✕ 1 1 0 0 1 0 0
0 1 1 1 0 1 1 1 0 1
1 1 1 0 1 1 0 1 1 0
1 0 0 0 1 0 0 ✕ 0 1
1 0 0 ✕ 0 0 0 0 0 1
✕ 1 0 1 0 0 1 0 0 1
0 0 1 1 1 ✕ 1 0 0 0
0 0 1 1 1 0 0 1 1 1
0 1 1 1 1 1 0 0 1 0
```

研究開始時　　　　　　　　　追跡後

●置換ブロック法

　そこで，患者を少人数のブロックに分けてはどうでしょうか。この方法では，各ブロックにランダム割り付けをします。例えば4人にAとBを割り付けると$_4C_2=$6通りになります（**図3**）。また，6人では$_6C_3=20$通りになります。あるブロックの数名が脱落しても，ランダム化が崩れるのは，そのブロックだけなのでダメージは小さくなります。これを**置換ブロック法**とよびます。

　しかし少人数ですとしばしば患者背景がアンバランスになることがあります。そこで，転帰に強く影響する因子（性別，年齢，施設，合併症）で層に分け，各層で割り付ける層別割り付けも行われます。この層別割付に置換ブロック法を合わせた**層別置換ブロック法**もあります（**図3**）。

図3 層別置換ブロック法
各病院（相）に割付のブロックを与えることでランダム化する。

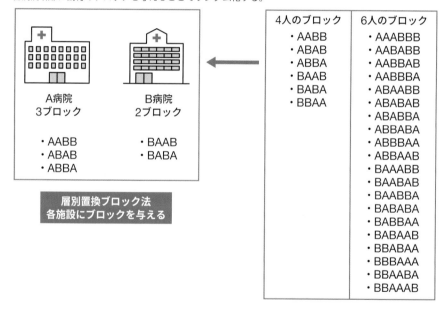

静的割付と動的割付

以上述べてきた割付はあらかじめ決まっているので**静的割付**とよばれています。

静的割付では，人数が集まらないような研究の際には，2群の患者背景がそろわないことがあります。そのような場合に使われるのが**動的割付**です。

例えば，A群に2人，B群に1人，割り振られているとします。このときに，50：50の確率で割り振ると，次の1人もA群に割り振られてデータが偏っていく可能性があります。

本来，人数が多ければ「最終的には，A群とB群は半々くらい」に割り振られるので問題がないのですが，人数が少ない研究ではそうはいっていられません。

なので，事前のA群とB群の人数のバランスで，A群とB群で割り振られる確率をその都度調整して割り振っていく方法を「動的割付」とよびます。

例えば，A群2人，B群1人という状況では，次の患者がA群に割り付けられる確率を20％，B群に割り付けられる確率を80％などと，偏りをもたせます。

この方法による割付は，研究全体での群間バランスが崩れにくい特徴がありますが，各層内での群間バランスは崩れることもあります。

Part 3　ランダム化比較試験

文献
1. Jardine MJ, et al. The Canagliflozin and Renal Endpoints in Diabetes with Established Nephropathy Clinical Evaluation (CREDENCE) Study rationale, design, and baseline characteristics. Am J Nephrol. 2017; 46: 462-72.

次は，研究デザインで最も重要なOUTCOMESです。まとめてください。

 プライマリーアウトカムとそのほかのアウトカムについて書いてあります。
プライマリーアウトカムは，末期腎臓病（end-stage kidney disease；ESKD），血清クレアチニン値の倍化，または腎疾患ないし心血管疾患による死亡の複合アウトカムになっています。アウトカムがたくさん記載されているので表にまとめます（**表1**）。
セカンダリーアウトカムはいくつかのアウトカムの組み合わせからできています。そして，安全性についても評価されています。

表1 アウトカムのまとめ（文献1より引用改変）

プライマリーアウトカム	以下の複合 ・ESKD（透析，腎移植，eGFR＜15mL/分/1.73m²） ・血清クレアチニン値の倍化 ・腎疾患または心血管疾患による死亡
セカンダリーアウトカム	①心血管疾患による死亡または心不全による入院 ②心血管疾患による死亡，心筋梗塞または脳卒中 ③心不全による入院 ④ESKD，血清クレアチニン値の倍化または腎疾患による死亡 ⑤心血管疾患による死亡 ⑥全死亡 ⑦心血管疾患による死亡。心筋梗塞，脳卒中，または心不全ないし不安定狭心症による入院

 よくまとめました。
プライマリーアウトカムを中心に研究が行われ，そのほかの興味ある項目については別途解析をします。プライマリーアウトカムをもとに，研究がデザインされ，サンプルサイズの計算も行われるため，その設定は非常に重要です。

プライマリーアウトカムのESKDは透析，腎移植，eGFR<15 mL/分/1.73m²(CKD ステージ G5)で構成されています。透析と腎移植だけでもよさそうですが，CKD ステージG5もあるのはなぜですか？

 研究開始時にeGFRが比較的高い患者が透析に至らないことはしばしばあります(**図1**)。

図1 プライマリーエンドポイントとCKDステージの関係

矢印の太さは生じやすいアウトカムを表す。

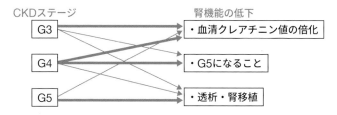

 研究終了時にCKD ステージG5に至るならば将来的に透析導入になる可能性が高いため，ESKDの定義に含めることはよくあります。
同様に，ステージG5には至らないが，腎機能が明らかに低下している患者を想定して血清クレアチニン値の倍化が用いられています。ステージG3では透析に至ることは少ないですが，倍化とステージG5になることをアウトカムとすることで対応しています。また，ステージG4は透析・腎移植になることで対応します。ステージG5は血清クレアチニン値が倍化することは少ないですが，透析・腎移植なることで対応されています。
研究を行う際には，このようにいずれの患者もフォローできるようにアウトカムを設定することが重要です。

 腎疾患または心血管疾患による死亡は，前後して起こることがありませんか？

 そうです。追跡期間中に，ある患者が死亡した場合，本来は透析になっていたかもしれませんし，そうでないかもしれません。
このように透析と死亡の関係を**競合リスク**とよびます。別々にアウトカムを評価するためには，この競合リスクを考慮した解析を行う必要があります。

アウトカム

　アウトカムとは，ある事象を観察したときに最終的に見られる結果を指す用語です。治療的介入あるいは危険因子への曝露の及ぼす影響を意味します。一方，似たような用語として，治療行為の有効性を示すための評価項目のことを**エンドポイント**とよびます。本書では混乱を避けるためアウトカムで用語を統一しています。

●アウトカムの種類

　研究の目的である主要なアウトカムを**プライマリーアウトカム**，副次的なものを**セカンダリーアウトカム**とよびます。誰でも評価が一定なもの（生死，骨折の有無など）を**ハードなアウトカム**，観察者によって評価が揺らぐ可能性のあるもの（疼痛の軽減など）を**ソフトなアウトカム**とよびます。ハードなエンドポイントは評価の誤差が少ないですが，ソフトなエンドポイントでは誤差が出やすい傾向にあります。

　また，非常に重要なイベントの発生（死亡，心筋梗塞，脳卒中，透析導入など）を**真のアウトカム**ともよびます。人生における重大な結果ととらえることもできます。一方，**サロゲートアウトカム（代替アウトカム）**とは，真のアウトカムの代用として用いるアウトカムのことです。例えば日本腎臓学会では透析導入のサロゲートアウトカムとして，eGFRの変化率が検討されています[2]。

●バイオマーカー

　真のアウトカムと関係があるマーカーを**バイオマーカー**とよびます。例えば真のアウトカムを透析導入とすると，eGFR，尿蛋白量などがバイオマーカーの条件を満たすことになります。サロゲートアウトカムであることには，バイオマーカーであるだけでなく，次の3点が必要になります。

　（i）臨床的結果の関連に生物学的合理性が認められること
　（ii）臨床的結果の予後を予測するうえで有益であると疫学研究によって示されていること
　（iii）臨床試験でサロゲートエンドポイントに対する効果と臨床的な効果が対応していること

●臨床研究とサロゲートアウトカム

治験のような臨床研究では，研究期間，大規模な参加者，莫大な研究資金が必要になることがあります。そのような研究ではサロゲートアウトカムを用いることにより実行しやすくなります。しかし，サロゲートポイントとして有用であると考えられていたとしても，実際には不適格なこともあるため，安全性にも考慮しなくてはなりません。

Cardiac Arrhythmia Suppression Trial（CAST） では，心筋梗塞で不整脈をもつ患者に抗不整脈薬を投与すると生命予後が改善するかという仮説の検証が行われました[3]。しかし，心臓死が，プラセボ群よりも実薬群に多く観察されたため，早期に試験は中止されました。

臨床研究でサロゲートアウトカムを使用する際には，薬効の検討だけでなく安全性にも考慮し，サロゲートエンドポイントの性能について十分に検討しなければなりません。

Part 3　ランダム化比較試験

文献

1. Jardine MJ, et al. The Canagliflozin and Renal Endpoints in Diabetes with Established Nephropathy Clinical Evaluation（CREDENCE）Study rationale, design, and baseline characteristics. Am J Nephrol. 2017; 46: 462-72.
2. 日本腎臓学会. 腎領域における慢性疾患に関する臨床評価ガイドライン. 2018.
3. Echt DS, et al. Mortality and morbidity in patients receiving encainide, flecainide, or placebo. The Cardiac Arrhythmia Suppression Trial. N Engl J Med. 1991; 324: 781-8.

次はSTATISTICAL ANALYSISですが，統計の解析だけをしてもわかりづらいので，RESULTSと合わせて検討しましょう。

ハイ！

臨床研究で重要なコンセプト：efficacyとeffectiveness

●efficacy（有効性）

理想条件下での医薬品の効果のことです。研究の条件を完全に遵守した患者のみを対象として治療に効き目があるかを評価します。

●effectiveness（有用性）

一般的な条件下での医薬品の有効性のことで，臨床での効果に興味がある場合に評価します。さまざまな年齢や治療を遵守しない患者も対象とし，実際の治療に効き目があることを評価します。

●per protocol set（PPS）解析

投与された薬剤を研究の終了時まできちんと使用した患者だけを対象として解析し，efficacyを評価します（**図1**）。副作用や飲みづらさによる継続困難など，何らかの理由で脱落してしまった症例は全部除かれて解析されます。

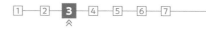

図1 RCTへの参加者とPPS・ITT解析の関係

PPS解析は①と③を比較し，ITT解析は①+②と③+④を解析する。

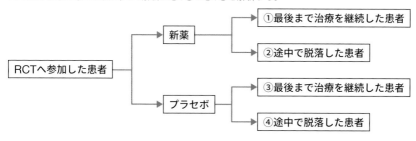

●intention to treat（ITT）解析

研究に参加したすべての患者を割り付けられた群として解析し，effectiveness を評価します。つまり，研究開始時に新薬群に割り付けられたにもかかわらず，その後やめて無治療になったとしても，初めの新薬群として解析されます。

新薬を割り振られた患者のなかには状態の悪化で治療を継続できないことがあります。その場合，治療を継続できたのはその治療や状況に耐えられた患者だけであり，一見予後が改善されたように見えるということがありえます。このような場合にはPPS解析ではITT解析よりも治療効果が高く評価されてしまうことになります。

Part 3

ランダム化比較試験

次はSTATISTICAL ANALYSISですが，統計の解析だけをしてもわかりづらいので，RESULTSと合わせて検討しましょう。
ではPATIENTSについてまとめてください。

 4,401人が参加し，2群の患者背景に大きな差がありませんでした。CONSORT声明のflow diagramが記載されています。
プラセボ群では2,174人が，カナグリフロジン群では2,187人が最後まで研究に参加していました（**図1**）[1]。背景データは，平均eGFRは56.2mL/分/1.73m^2，urinary albumin-to-creatinine ratio（UACR）の**中央値**は927mg/gCrでした（**表1**）[1]。
先生，eGFRは平均値で，UACRは中央値が書かれているのはなぜですか？

図1 study flow diagram（文献1より引用改変）

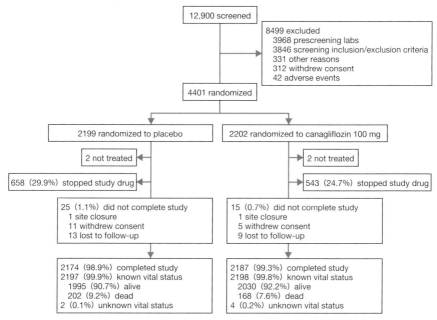

平均値や中央値のことを**基本統計量**とよびます。

表1をよくみると，年齢や血圧のような連続した数値と性別のような数値があることに気づきます。連続した数値をもつ項目を**連続変数**，性別のような分類の項目を**カテゴリー変数**とよびます。

 では身長，体重，BMIなどは連続変数で，CKDステージはカテゴリー変数ですね。

表1 患者背景データ（文献1より引用改変）

Characteristic	Canagliflozin (n=2202)	Placebo (n=2199)	All Patients (n=4401)
Age — yr	62.9±9.2	63.2±9.2	63.0±9.2
Female sex — no.(%)	762 (34.6)	732 (33.3)	1,494 (33.9)
Race or ethnic group — no.(%) †			
White	1,487 (67.5)	1,444 (65.7)	2,931 (66.6)
Black	112 (5.1)	112 (5.1)	224 (5.1)
Asian	425 (19.3)	452 (20.6)	877 (19.9)
Other	178 (8.1)	191 (8.7)	369 (8.4)
Current smoker — no.(%)	341 (15.5)	298 (13.6)	639 (14.5)
Hypertension — no.(%)	2,131 (96.8)	2,129 (96.8)	4,260 (96.8)
Heart failure — no.(%)	329 (14.9)	323 (14.7)	652 (14.8)
Duration of diabetes — yr	15.5±8.7	16.0±8.6	15.8±8.6
Cardiovascular disease — no.(%)	1,113 (50.5)	1,107 (50.3)	2,220 (50.4)
Amputation — no.(%)	119 (5.4)	115 (5.2)	234 (5.3)
Body-mass index	31.4±6.2	31.3±6.2	31.3±6.2
Blood pressure — mm Hg			
Systolic	139.8±15.6	140.2±15.6	140.0±15.6
Diastolic	78.2±9.4	78.4±9.4	78.3±9.4
Glycated hemoglobin — %	8.3±1.3	8.3±1.3	8.3±1.3
Estimated GFR — ml/min/1.73 m^2	56.3±18.2	56.0±18.3	56.2±18.2
Median urinary albumin-to-creatinine ratio (IQR)	923 (459−1794)	931 (473−1868)	927 (463−1833)

そうです。どのような患者が参加しているかを理解する際に，カテゴリー変数が人数（%）で表されていると全体の対象の様子がある程度わかりますね。一方，連続変数ではその分布がどのような形をしているのか読者が想像できるように記載する必要があります。

そこで，使われるのが基本統計量です。詳しくはこのあと説明します。

各群の項目に大きな違いがないことがわかりますね。

また，データモニタリング委員会のアドバイスで，研究を早く終了することが奨められたと書いてあります。研究期間の中央値は2.62年でした。

METHODSのSTATISTICAL ANALYSISには，中止の基準が書いてあります。このような介入研究では，研究の途中で薬効を評価し，基準を満たした場合に中止になることがあります。

基本統計量：代表値

基本統計量とはデータの基本的な特徴を表す指標のことです。**平均値，標準偏差（standard deviation；SD），分散（variance），中央値（median）** などがあります。数値を並べて値の小さい順に，

・25%に当たる部分：第1四分位数（first quartile；Q1）
・50%に当たる部分：中央値（median）
・75%に当たる部分：第3四分位数（third quartile；Q3）
とよばれています。

Q1〜Q3の範囲は**IQR（interquartile range）**です。分布が左右対称の釣り鐘のような形であれば**正規分布（normal distribution）**とよびます（→P.63）。**表1**のように，正規分布をしている場合には平均値と標準偏差を記載し，非正規分布では中央値とIQRを記載することが多いです。

基本統計量のうち最も知られているものは平均でしょう。平均値には，算術平均，幾何平均，調和平均があります。

●算術平均（arithmetic mean）

私たちに馴染みのある平均で，データの総和をデータ数で割ったものです。

$$\overline{x} = \frac{x_1 + x_2 + \cdots + x_n}{n}$$

●幾何平均（geometric mean）

データをすべて掛け合わせて，n乗根を求めたものになります。

$$x_G = \sqrt[n]{x_1 \cdot x_2 \cdot\cdot\cdot x_n}$$

この平均は，毎年の変化率の平均を評価するような際に使用します。

例えば，ホームページの閲覧者数が，2021年から2022年は10％増加，2022年から2023年は10％増加，2023年から2024年は70％増加したとします。2021年を1とすると，2024年は1.1×1.1×1.7＝2.052となります。算術平均では1年あたり1.3倍になるため，1.3^3＝2.194倍となってずれてしまいます。幾何平均を求めると1.27となるので算術平均と異なる値になります。

この計算は，1年間の死亡率や腎機能の低下に置き換えることができます。本章で取り上げている文献[1]のRESULTSのEFFECT ON INTERMEDIATE OUTCOMESにも記載されていますのでご参照ください。

別の例を挙げてみます。総コレステロール値（mg/dL）が200, 200, 200, 200, 200, 200, 200, 210, 220, 360のように分布したとしましょう（図2）。平均は219となりますが，これは分布の真ん中には位置せず右側にあります。この状況では，平均が分布の真ん中にあるイメージから遠いようです。このような場合は，データを小さい順に並べ真ん中にくる値のほうが適しており，**中央値（メディアン，median）**とよびます。データが奇数個あるときには値が1つに決まりますが，偶数個のときにはm番目とm+1番目の平均を中央値とします。

中央値は下から数えて50％の位置にあります。そこで下から何％にあるかということを指標にすることもできます。これを，**パーセンタイル（percentile）**とよびます。しばしば使われるのは25％と75％で，それぞれ第1四分位点（Q1），第3四分位点（Q3）とよびます。第2四分位点（Q2）は中央値になります。

これらのほか，最も多い値を表す指標に**最頻値（モード，mode）**があります。

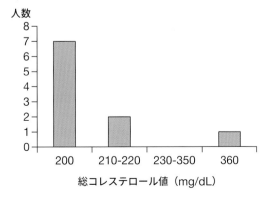

図2 総コレステロール値の分布
左右対称になっていない。

基本統計量：散らばり

　データの分布は平均だけではよくわかりません。そこで，散らばりを示す指標が必要になります。最初に思いつくのは最大値と最小値の差です。これを**範囲（レンジ, range）**とよびます。また，**四分位範囲（interquartile range；IQR）**も用いられ，Q3〜Q1で計算されます。レンジは**外れ値**の影響を受けやすいですが，IQRは端の値を用いていないため，影響を受けにくくなっています。

　データが平均値からどの程度ずれているかを表す指標に**分散（variance）**があります。N個のデータがあるとすると以下のように求めることができます。

$$S^2 = \frac{1}{n}[(x_1 - \overline{x})^2 + (x_2 - \overline{x})^2 + \cdots + (x_n - \overline{x})^n]$$

　しかし，研究を行う際に知りたいのは，一般化した集団（母集団）の情報です。上記の分散はnで割っており，求めている分散よりも小さくなることが知られています。そこで，母集団の分散を推定するため以下のように計算し，**不偏分散**とよびます。

$$s^2 = \frac{1}{n-1}[(x_1 - \overline{x})^2 + (x_2 - \overline{x})^2 + \cdots + (x_n - \overline{x})^2]$$

　標準偏差（standard deviation；SD）は分散の平方根として定義されます。SDはデータの値と同じ次元であるため，平均値±SDのようにまとめて記載されます。

母集団

　研究対象の全体を指します。ここには理想的な対象も含まれています。例えば，日本人の平均総コレステロール値を知りたいとしましょう。1,000人のデータを得ることができたとしますが，日本人全体の一部です。これを**標本**とよびます。

　臨床研究では，日本人全体を研究することができないため標本のデータが母集団を代表すると考え，標本のデータから日本人全体の値を推測します。母集団の平均を**母平均**，標本の平均を**標本平均**などとよぶこともあります。

確率分布

●正規分布（normal distribution）

　確率分布にはさまざまなものが知られており，**正規分布（normal distribution）** は，最もよく使用される分布の一つです。身長や体重など連続した値の分布に相当し釣鐘型をしています。平均値 μ，分散 σ^2（標準偏差 σ）の正規分布は，$N(\mu, \sigma^2)$ で表されます。特に平均値0，標準偏差1の正規分布は**標準正規分布**とよばれています（**図3**）。

図3　正規分布のグラフ

平均値0，標準偏差1として，標準正規分布のグラフを作成した。X軸目盛は標準偏差（ σ ）の倍数を表す。Y軸は確率密度関数の値を示す。

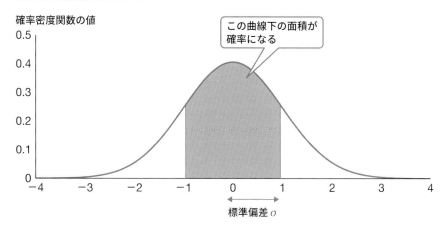

　図3のような曲線を表す関数は，**確率密度関数**とよばれており，ある区間での曲線の下の面積は確率を表します。確率変数が正規分布するとき，平均 μ からのずれが $\pm 1\sigma$ 以下の範囲に含まれる確率は 68.3%，$\pm 2\sigma$ 以下だと95.4%となります。平均値や標準偏差が変わると，正規分布は中心が平均値へ移動し，幅が標準偏差に合わせて変わります。

●二項分布（binomial distribution）

分布はほかにもあります。例えば，6面体のサイコロを投げたとき，1の目が出るか否かを調査したとします。n回行い，1の目がx回出たとします。このx回出る確率は試行回数と1/6の確率で決まるので以下のように計算されます。

$$f(x) = {}_nC_x\left(\frac{1}{6}\right)^x\left(\frac{5}{6}\right)^{(n-x)}$$

60回試行した場合を図示すると10回が最も出やすい回数であることがわかりました（**図4**）。このような分布を**二項分布（binomial distribution）**とよび，$Bi(n, p)$と表します。このサイコロのように，1回ごとの事象の発生確率pが一定であるとき（今回は$p=1/6$），これを繰り返し行うことを**ベルヌーイ試行（Bernoulli trial）**とよびます。確率変数Xが$Bi(n, p)$に従っているならば，その期待値は$E(X)=np$，分散は$V(X)=np(1-p)$となります。**期待値**は事象が起きる平均回数を表します。

図4 二項分布のグラフ

6面体のサイコロを60回投げた場合に，1の目が出る回数ごとの確率を表す。10回が最も多くなっている。

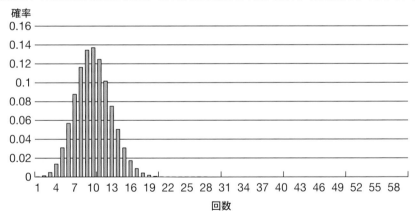

●ポアソン分布（Poisson distribution）

次に，ある期間にまれにしか発生しない現象について考えましょう。

例えば，統計の原稿を書いていて，文字を打ち間違える確率を1,000回に1回（$p=0.001$）とします。1,000文字タイプして2文字間違える確率を考えてみましょう。二項分布の計算式を使ってみると，$n=1,000$，$p=0.001$となりますので，$_{1000}C_2(0.001)^2(0.999)^{(1000-2)}=0.184$となります。

では，この計算を一般化して，試行回数nが非常に多く，確率pが非常に小さい場合を考えます。このような場合，発生回数の期待値npが定数λに近くなると，x回発生する確率は

$$f(x)=\frac{e^{-\lambda}\lambda^x}{x!}$$

（eはネイピア数）

と計算されます。

この確率分布を**ポアソン分布（Poisson distribution）** とよび，$Po(\lambda)$と書きます。期待値は$E(X)=\lambda$，分散は$V(X)=\lambda$となります。試行回数に左右されません。

実際に先ほどの文字の打ち間違えの確率を計算してみます。$\lambda=1$，$x=2$となりますので0.184となり，二項分布と同じ値になりました。

歴史的なポアソン分布の例としては，プロイセン陸軍で馬に蹴られて死亡した兵士数の例が知られています。ほかにも，1時間に交差点を通過する車の数や，1日に受け取る電子メールの数がポアソン分布に従います。

> **大数の法則と中心極限定理**
>
> 大数の法則によると，ある母集団から無作為抽出された検査項目Xの値（標本）の平均は，標本数を限りなく大きくすると真の平均（母平均）に近づきます。中心極限定理によれば，母集団の分布がどんな分布であっても，サンプリングの回数を限りなく大きくしたとき（何回も平均値を測定しまくると），Xの平均値は正規分布に近づきます。これらの理論を用いると，母集団の分布がわからなくても母集団の平均などを推定することができます。

文献

1 Perkovic V, et al. Canagliflozin and Renal Outcomes in Type 2 Diabetes and Nephropathy. N Engl J Med. 2019; 380: 2295-306.

Part 3 ランダム化比較試験

RESULTSを読む②
アウトカムのリスクを把握する

→ riskとrateを押さえよう

EFFECT ON THE PRIMARY OUTCOME AND RENAL COMPONENTSでは，プライマリーアウトカムのリスクについて，カナグリフロジン群のほうがプラセボ群よりもリスクが低くなったと書いてあります。この結果の意味がよくわかりません。

では，**表1**をみてみましょう。「no./total no」と書いてあります。これは，一定期間に何人の対象に新しいアウトカムが発生したのか，つまりアウトカムが発生する確率＝**リスク（risk）**を意味しており，**累積罹患率**ともよびます。

また，「events/1000 patient-yr」も書いてあります。これはアウトカムが新しく発生した数を対象者一人一人の観察期間の合計（年）で割ったもので，**罹患率（incidence rate）**とよび，単位は人年になります。この2つの指標は混乱しやすいので注意しましょう。対象を追跡する介入研究やコホート研究ではこれらの指標を評価します。

表1 Efficacy and safety（文献1より引用改変）

Variable	Canagliflozin	Placebo	Canagliflozin	Placebo	Hazard Ratio (95% CI)	*p* Value
	no./total no		events/ 1000 patient-yr			
Efficacy Primary composite outcome	245/2202	340/2199	43.2	61.2	0.70(0.59 −0.82)	0.000

漢字は難しいので，英語のriskとrateで覚えることにします。

riskとrate

参加者4人を3年間追跡する研究を行ったとします（**図1**）。

No. 2と3の患者にアウトカムが発生し，No. 1と4には生じなかったとしましょう。riskは4人中2人に生じたので，2/4＝0.5となります。一方，No.1の追跡期間は3年間，No.2は1.5年，No.3は2.5年No. 4は1年間です。

追跡期間の合計は8年なので，rate＝2/8＝0.25人年となります。

図1 4人の患者を追跡する臨床研究

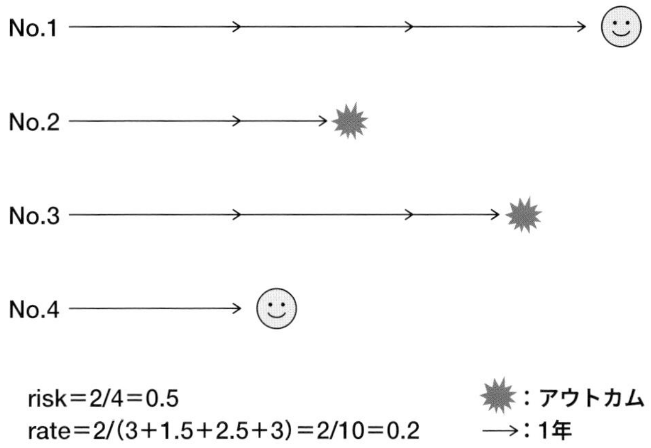

No.1 ————————→ ☺

No.2 ————→ ✹

No.3 ————————→ ✹

No.4 ——→ ☺

risk＝2/4＝0.5

rate＝2/(3+1.5+2.5+3)＝2/10＝0.2

✹：アウトカム

——→：1年

Part 3

ランダム化比較試験

文献

1. Perkovic V, et al. Canagliflozin and Renal Outcomes in Type 2 Diabetes and Nephropathy. N Engl J Med. 2019; 380: 2295-306.

この生存曲線の図（**図1**）はよくみますが，何を表しているのでしょう？

図1 プライマリーアウトカムのKaplan-Meier曲線（文献1より引用改変）

略語; At risk, 各時点での対象。

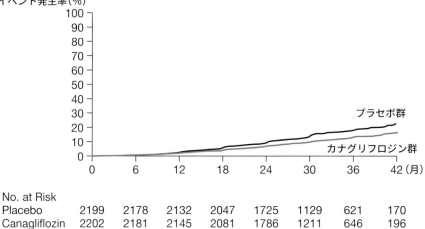

 Kaplan-Meier曲線（＝生存曲線）は各群の生存率を表しており，この曲線により**生存時間**の推定が可能になります。

プラセボ群のほうがカナグリフロジン群よりもイベント発生率が高いことがわかります。下に書いてあるのは，ある時点での各群の人数です。

 すると，ほかの図も同じように読めばよいのですね！

 その通り！

Kaplan-Meier曲線とは

　生存時間は各患者で異なるため，生存率を図示するとわかりやすくなります。打ち切りも含めて生存率を評価する際には，生存率を曲線で描く**Kaplan-Meier（カプラン・マイヤー）法**が広く使われています。ここでは，死亡をアウトカムとして解説しましょう。

●エンドポイントと打ち切りのカウント

　まず，**エンドポイント**の数（死亡数）と**打ち切り（censoring）**をカウントし時系列で記載します（**図2**）。打ち切りの原因は大きく分けて2種類あります。①観察終了時にイベントが生じていない場合と，②脱落や対象としないイベントが起き追跡が不能になる場合です。打ち切りは死亡ではなく，その最終観察時まで生きているものとして扱います。打ち切りは生きていると仮定するため，その時点のリスク集団の人数は減少しますが死亡数としてはカウントされません。

図2 Kaplan-Meier曲線の書き方

対象が死亡すると生存率が低下するが，打ち切りでは死亡していないとみなすため，生存率は低下しない。

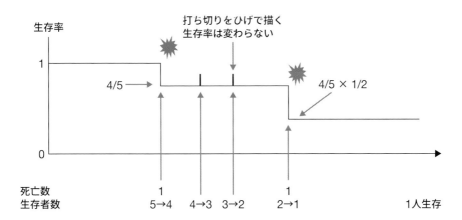

●生存率の計算方法と生存率曲線の書き方

　次に生存率を計算します。

　研究開始時は死亡者0人のため生存率は1（100%）です。次に，5人中1人が死亡すると，生存率は4/5となり，階段のように生存率が低下します。生存者4人のうち2人が脱落すると生存者は2人となります。脱落しても生存率は変わらないので，生存率は一定のままヒゲを書きます。最後に1人死亡し，生存者が1人になっ

たところで終了となり，**生存率曲線（survival curve）** の完成です。生存率は最終的に4/5×1/2となります。イベントが発生する直前の生存者数を求め，前後の生存している割合を掛け合わせていくことがポイントです。

　一般的に記載してみましょう。イベントがあった時間をt_1, t_2, ・・・, t_i，各時点の直前の人数をn_i人，死亡数をd_i人とすると以下のように表されます。

$$生存率S(t) = (1-d_1/n_1)×(1-d_2/n_2)×・・・×(1-d_i/n_i)$$

つまり，ある時点までの確率をひたすら掛け算していくことになります。

●Kaplan-Meier曲線を評価するポイント

　図2を評価するポイントはいくつかあります。

　例えば，途中で打ち切りが非常に多い研究は研究デザインに問題がある可能性を示唆しており，治療薬に副作用が出やすく続けられないとか，研究者がきちんと追跡しきれていない場合が考えられます。また，研究終了の時期は生存者が非常に少なくなっている場合もありますので，最後の部分だけで治療効果を比較することはできません。生存率曲線は全体の傾向をみて評価する必要があります。

●生存時間の群間比較

　群ごとに生存時間曲線が描けたならば，次は群間で生存時間に差があるか比較するために，**ログランク検定（log-rank test）** や**一般化ウィルコクソン検定（generalized Wilcoxon test）** を用いて評価します。

　この検定のポイントは，ある時点（例えば1年後）についてのみ評価するのではなく，全体の傾向として生存率に差があるかをみているということです。

文献
1. Perkovic V, et al. Canagliflozin and Renal Outcomes in Type 2 Diabetes and Nephropathy. N Engl J Med. 2019; 380: 2295-306.

先生，この先が難関です。**Hazard Ratio**がよくわからないです（→P.66 **表1**）。先ほど教えていただいたリスクとはどう違うのでしょうか？

 Riskやrateは追跡期間全体について評価する指標ですが，**ハザード**は「ある瞬間にアウトカムが起きる発生率のこと」を表します。

 正直，"瞬間"がよくわからないです。

 例えば，研究を開始して1年後まで無事だったとして，その直後にアウトカムが発生する発生率を表しています。

また，1年後と2年後の発生率が違うこともあります。そこで，研究の経過時間によってアウトカムの発生リスク（ハザード）が変化することが考えられます。このハザードを評価するための統計学的手法が**Cox比例ハザードモデル**です。

今回の研究では2群を比較しています。カナグリフロジン群とプラセボ群のハザードを比較しているので，**ハザード比(hazard ratio；HR)**が記載されています。このように2群の値を比較することを「比（ratio）」とよびます。リスクを比べると**リスク比**となります。

 この95% CIは何ですか？

 これは**95%信頼区間(confidence interval；CI)**ですね。正しいHRが95%の確率でここに入ることですよね。

 信頼区間の名前はあっていますが，意味は微妙に違います。私たちが知りたい母集団のHR（真のHR）自体は動くことがありません。

例えば，100回同じ臨床研究をしたとして，そのうち95回で母集団のHRがこの区間にあることを意味しています。オッズ田先生の場合は，求めたいHRが動いてしまうので，間違っています。この信頼区間の考え方は，平均値などでも同じです。

先生，HR 0.68; 95% CI, 0.54 to 0.86
と書いてありますが，このHRの解釈はどうすればよいのでしょうか？

 臨床研究では，HRを用いる場合がおおまかに2つあります(**図1**)。
まず，ある危険因子によってアウトカムが発生するかどうかを検討する
場合です。ある因子の曝露群と非曝露群を比較したHRが1を超えていると，
危険因子として考えます。例えば，HR 2.5(95% CI 1.2〜3.0)とします(**図
1A**)。95%信頼区間の下の値が1よりも大きいので，ある因子は危険因
子となります。
また，薬剤によるアウトカム発生予防を検討する場合です。ある新薬を
使用した群とプラセボ群の疾患発生のHRが1未満であれば，その新薬は
疾患発生の予防効果があります(**図1B**)。この図ではHR 0.70(95%CI
0.59〜0.82)ですので，この薬剤は有効な薬と考えられます。

 すると，この論文のHRは1未満なので，この薬剤は有効と考えられます
ね。

図1 HRの例

95%CIが1を含んでいなければ，統計学的有意(*p*<0.05)と判定される。

A 曝露因子によるアウトカム発生のHR

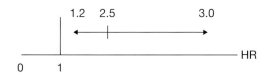

B 薬剤によるアウトカム発生予防のHR

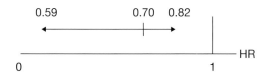

Cox 比例ハザードモデル

生存時間とさまざまな因子（治療や患者背景）の関係を解析する手法です。

例えば，ある瞬間に患者が死ぬ死亡率を考えてみると，時間tまで生存していた対象が区間（t, $t+dt$）で死亡する割合となります。この死亡率を**ハザード関数 (hazard function)**，h（t, x）とよびます。xは，年齢，性別，合併症，治療法などさまざまな因子を表します。

●ハザード関数の求め方

例えば，治療薬を投与して2群によるRCTを行ったとしましょう。eのx乗のことをexp（x）と書くと，ハザード関数は次のようになります。

$$h(t, x) = h_0(t)exp(\alpha+\beta x)$$

$h_0(t)$は平均的な対象の瞬間死亡率を表し，αとβは定数です。また，投与をxで表し，投与群を1，プラセボ群を0とすると各群のハザード関数は以下のように表されます。

投与群 $h_0(t)exp(\alpha+\beta)$

プラセボ群 $h_0(t)exp(\alpha)$

●ハザード比（HR）の求め方

プラセボ群に対する治療群のハザードの比を求めます。

$$HR = \frac{h_0(t)\ exp(\alpha+\beta)}{h_0(t)\ exp(\alpha)} = exp(\beta)$$

βは定数でしたので，HRも定数になりました。つまり，時間に関係なくいつも一定の値になりますので，比例しています。これが比例ハザードモデルの名前の由来です。95%CIは近似的に

$$exp(\beta\pm1.96SE(\beta))$$

となります。統計ソフトでは，このβの検定を行った結果として p値と95%CIが表示されます。

Cox比例ハザードモデルは観察期間を通してHRが一定であるという仮定に基づいているため，経過時間によってHRが変わる場合は，この仮定が成立しません。仮定の検証は**log-logプロット**などで行います。

*p***値**は0.002になっています。

 オッズ田先生このp値ってなんですか？

 *p*が0.05よりも小さければ，このHRが意味あるってことでしょ。

 ……。
オッズ田先生はよくわからないみたいなので，箱ひげ先生教えてください。

 この*p*値には**仮説検定**が関係しています。少し難しくなりますよ。
私たちはカナグリフロジン群が有効な薬剤として考えていますが，正しいかはわかりません。この考えは母集団についての"**仮説**"です。そこで実際の患者さんを対象に，この仮説を統計学的な手法を用いて検証します。当然，理論値と差が出ますよね。
アメリカ統計協会の「統計的有意性と *p* 値に関する ASA 声明」によると，「*p*値はデータと特定の統計モデルが矛盾する程度をしめす指標の一つ」です[1]。
例えば，ある統計解析を行って，2群を比較した差が観察された値と等しいか，それよりも極端な値をとる確率を意味します。

 すると，この「統計モデル」はどういうことを表しているのでしょうか？

 ここの論文では**Cox比例ハザードモデル**が使われていて，プラセボ群に対する治療群のハザードの比を求めていますよね。このハザード比はCox比例ハザードモデルの治療に関する係数βから求められます。
この「βが0に等しい」ことを仮説として評価しています。

 確率が0.002です。
この値は*p*＜0.05より小さいので有意としてよいでしょうか？

通常の研究では有意水準としてp＝0.05を採用することが多いですが，この研究では中間解析で研究結果を判定しています。METHODSのSTATISTICAL ANALYSISには

> possible recommendation of early cessation if clear evidence of benefit was observed for the primary outcome ($P<0.01$) and the composite of end-stage kidney disease or death from renal or cardiovascular causes ($P<0.025$)
>
> (Perkovic V, et al. *N Engl J Med.* 2019; 380: 2295-306.)

とあり，$p<0.01$と比較しています。もちろん，0.01よりも小さいですね。

 なるほど。

仮説検定の方法

統計では独特の考え方を使って，有意差を検定します。

●帰無仮説と対立仮説をたてる

例えば，「2群の平均値に差がある」ことを証明したいとしましょう。この疑問をそのまま証明することは難しいため，「2群の平均値に差がない」ことがごくまれにしか生じないことを示して，「2群の平均値に差がある」ことが発生しやすいことを証明します。この"棄却されるための仮説"を**帰無仮説（null hypothesis, H_0）**とよびます。また帰無仮説に対立する，"証明したい仮説"を**対立仮説（alternative hypothesis, H_1）**とよびます。

では，先ほど説明したHRで考えてみましょう。HRは$exp(\beta)$で計算されるのでしたね。そこで，この場合の仮説は

$$H_0: \beta=0$$
$$H_1: \beta \neq 0$$

となります。この検定は，H_0の下でβに関する数値Zが平均0，分散1の正規分布N（0, 1）に近く分布することを利用します（**→P.63** 図3）。

●Z値を求める

次にZ値を求めましょう。

$$Z = \frac{\beta}{SE(\beta)}$$

そこで，論文のHR 0.70（0.59-0.82）についてみてみましょう。ここで，**標準誤差（standard error；SE）**はデータから計算される平均などの推定量のバラつきを表します。

正確な値はわかりませんが，おおざっぱに推定してみると，$\beta = \ln(0.70) = -0.36$，$SE(\beta) = 0.17$となります。すると$Z = -2.12$となります（**図1**）。

Z検定

　Z検定は，標準正規分布を用いて，標本の平均と母集団の平均を比較する際に使用します。検定には母集団の平均と標準偏差を用います。検定の流れは，ほかの種類の検定でも共通です。

①帰無仮説H_0と対立仮説H_1を設定します。

②有意水準αを決めます。通常は$\alpha = 0.05$とします。

③検定統計量Zを算出します。

④有意水準に相当する基準となるZ値を確認します。

　この際，両側検定と片側検定に注意します。両側検定であれば，確率0.025と0.975に相当するZ値をチェックし，-1.96と1.96であることを確認しておきます。片側検定であれば，確率0.05と0.95のZ値-1.64と1.64を確認します。

⑤検定統計量Zと基準のZ値を比較し，どちらが大きいか調べます。

　基準のZ値よりも外側にあるかがポイントです。外側にあれば帰無仮説を棄却し，対立仮説を採択します。

図1 Z検定

研究で得られたZ値は−1.96よりも小さい（青線）。そのため，外側の部分の面積は0.025よりも小さくなる。

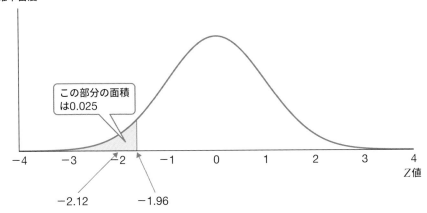

　有意水準αを0.05，両側検定とすると，基準となる正規分布曲線の下の面積は0.025となり，基準となるZ値は−1.96です。私たちの推定したZ値は−2.12であり，外側にあります。すると，p値は有意水準よりも小さくなり，帰無仮説は棄却され，対立仮説が採用されます。

　この論文の例では，治療薬の効果を判定したため，Z値は負の値でした。危険因子では，正の値となるため，基準となるZ値は1.96となりえます。この仮説検定の流れはt検定などのほかの検定でも同様です。

過誤

　仮説を採択や棄却する際には間違った判断をしてしまうことがあり，これを**過誤（error）**とよびます（**表1**）。過誤には2種類あります。

表1 過誤の分類

	帰無仮説を棄却しない	帰無仮説を棄却する
本当は帰無仮説が正しい	正しい	第1種の過誤
本当は対立仮説が正しい	第2種の過誤	正しい

●第1種の過誤

例えば，帰無仮説を「風邪薬投与群とプラセボ投与群の治療期間の平均は同じである」としましょう。また対立仮説を「風邪薬投与群とプラセボ投与群の治療期間の平均は異なる」とします。

帰無仮説が実際には真であるのに棄却してしまう過誤を**第1種の過誤（type 1 error）**とよび，その確率をαで表します。風邪薬投与群とプラセボ投与群の治療期間の平均に，本当は差が「ない」のに「ある」としてしまう誤りともいえます。

●第2種の過誤

一方，対立仮説が真であるのに，帰無仮説を棄却しない過誤を**第2種の過誤（type 2 error）**とよび，その確率をβで表します。$1-\beta$を計算してみましょう。これは，対立仮説が正しい場合に誤った帰無仮説を正しく棄却できる確率となり，**検出力（power）**とよばれています。

●「帰無仮説を棄却することができないこと」は必ずしも「帰無仮説が成立すること」と同意ではない！

本当に対立仮説が誤っている場合と，対立仮説は正しいが標本の大きさが不十分であるために帰無仮説を棄却するには至らなかった場合の2通り考えられるためです。

●片側検定と両側検定

さきほど，対立仮説を「風邪薬投与群とプラセボ投与群の治療期間の平均は異なる」としました。この対立仮説は治療期間の長短を考えていません。このような場合に**両側検定**を行います。また，対立仮説を「風邪薬投与群の治療期間の平均はプラセボ投与群よりも短い」とすることもできます。大小関係を考慮する場合に**片側検定**を行います。

では次に進みましょう。

 薬の効果がサブグループでも変わらないことが書いてあります（**図1**）。この図の見方はわかりました。eGFRが30から45mL/分/1.73m²未満、45から60mL/分/1.73m²未満といったように、サブグループに分けて、それぞれHRを求めたのですね。

図1 サブグループでの解析（文献1より引用改変）

各グループでのHRが描かれている。点線にかからなければ統計学的有意となる。

Subgroup	Canagliflozin	Placebo	Canagliflozin	Placebo	Hazard Ratio (95% CI)	P Value for Interaction
	no. of patients/total no.		*events/1000 patient-yr*			
Primary composite outcome of ESKD, doubling of serum creatinine, or renal or CV death						
Screening estimated GFR						0.11
30 to <45 mL/min/1.73 m²	119/657	153/656	72.2	95.4		0.75 (0.59–0.95)
45 to <60 mL/min/1.73 m²	56/640	102/639	33.4	63.1		0.52 (0.38–0.72)
60 to <90 mL/min/1.73 m²	70/905	85/904	29.9	36.5		0.82 (0.60–1.12)
Baseline UACR						0.49
≤1000	69/1185	88/1163	22.0	28.8		0.76 (0.55–1.04)
>1000	176/1017	252/1036	69.6	100.8		0.67 (0.55–0.81)
Renal-specific composite outcome of ESKD, doubling of serum creatinine, or renal death						
Screening estimated GFR						0.18
30 to <45 mL/min/1.73 m²	85/657	115/656	51.6	71.7		0.71 (0.53–0.94)
45 to <60 mL/min/1.73 m²	33/640	66/639	19.7	40.8		0.47 (0.31–0.72)
60 to <90 mL/min/1.73 m²	35/905	43/904	14.9	18.5		0.81 (0.52–1.26)
Baseline UACR						0.16
≤1000	29/1185	31/1163	9.2	10.2		0.90 (0.54–1.50)
>1000	124/1017	193/1036	49.1	77.2		0.61 (0.49–0.76)

0.25　0.50　1.00　2.00　4.00
← Canagliflozin Better　Placebo Better →

 この図の右側に書かれている「P Value for Interaction」はわかりますか？

 ……。

Interactionは**交互作用**といいます。各サブグループでの効果に違いがあるかどうかを評価しています。

p値が0.05よりも大きいので,「The effects were consistent」と書いてあるのです。

深いですね。

その後はいろいろなアウトカムに対しても,効果があったそうです。

最後に,「sensitivity analysis」でも同様の結果が得られたと書いてありますが,よくわかりません。

この「sensitivity analysis」って何でしょうか?

sensitivity analysis(感度分析)とは,異なるデータセットを使って解析したり,統計解析のやり方を変えたり,異なる変数を使ったりすることで,結果が変わらないか確認することです。ここでは,欠測値の補完をした場合や,競合リスクについて検討した場合でも変わりなかったことが書いてあります。

SECONDARY AND EXPLORATORY OUTCOMESには,カナグリフロジン群が,セカンダリアウトカムで低リスクであることが記載されています。

そして,EFFECTS ON SAFETY OUTCOMESには,副作用の発生について記載されていて,カナグリフロジン群とプラセボ群で差がありませんでした。

ここまでは,先生に教えていただいたHRで理解することができました。次のEFFECT ON INTERMEDIATE OUTCOMESでは,2群の時間的変化についてまとめてあります(**図2**)。

図2 アルブミン尿とeGFRの経過の違い（文献1より引用改変）

A 尿中アルブミン・クレアチニン比（mg/g）

B eGFR（mL/分/1.73m²）のベースラインからの変化

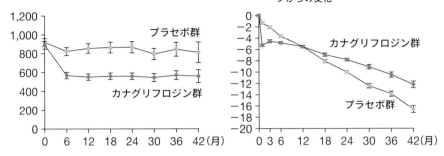

先生，次のPROJECTED ESTIMATED EFFECTSのNNTがわかりません。

電話会社ではありませんよね。

……。

NNT（number needed to treat）は，1人の効果が観察されるために何人治療が必要かという指標です。プライマリー複合アウトカムでは，NNTが22となっていますので，22人治療すると1人に効果が期待できます。

すると，複合的な腎臓アウトカムでは28，末期腎不全のイベントは43でしたので，プライマリー複合アウトカムはより少ない人数で効果が出ますね。

なるほど，治療効果が出やすいかどうか，この指標で評価できますね。便利ですね！

2人ともわかってきましたね。ではDISCUSSIONに進みましょう！

おー！

寄与危険

リスクの比較は比だけでなく差で評価することもできます。リスクの差を**寄与危険（attributable risk）**，率の差を**寄与率（attributable rate）**とよびます。

寄与危険は曝露群と非曝露群のイベント発生リスクの差で表され，曝露によってリスクがどれだけ増加したかを表します（**図3**）。非曝露群でのイベント発生リスクは，何をしなくても自然に発生するリスクですので，曝露群のリスクは自然に発生するリスクに曝露によって増加したリスクを表します。

図3 寄与危険

ある要因の曝露群と非曝露群の差から寄与危険を求めることができる。

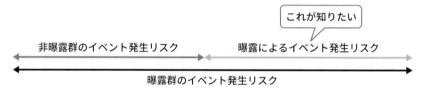

また，論文のように介入群とプラセボ群のリスクを比較し，介入によって減少したリスクを評価することもできます。さらに，指標には**寄与危険割合（attributable risk percent）**や**寄与率割合（attributable rate percent）**もあります。これらの割合によって，曝露がどの程度影響しているか評価することができます。

ここで論文中のデータで計算してみましょう。プライマリー複合アウトカムのリスクは，カナグリフロジン群で245/2,202＝0.111，プラセボ群で340/2,199＝0.155でした。この差，つまり寄与危険は0.155－0.111＝0.044となります。寄与危険割合は0.044/0.155×100＝28.4％ですので，これだけ介入でリスクが減少します。

NNT

NNTが大きいと，その治療は効果が低いことになります。NNTの計算は寄与危険の逆数です。先ほどの例で計算してみましょう。1/0.044＝22.7となりました。

論文を読む際に，治療に有意差があるかないかだけではなく，このNNTを考慮すると，実際の診療で生かせる治療法かどうか判断する助けになります。

文献

1. Perkovic V, et al. Canagliflozin and Renal Outcomes in Type 2 Diabetes and Nephropathy. N Engl J Med. 2019; 380: 2295-306.

DISCUSSIONの初めのパラグラフに，この研究のまとめが書かれていますのでチェックしましょう。ほとんどの論文で同じです。

In this trial, we found that patients with type 2 diabetes and chronic kidney disease who received canagliflozin had a lower risk of the primary composite outcome of end-stage kidney disease, doubling of the serum creatinine level, or death from renal or cardiovascular causes than those who received placebo. Patients in the canagliflozin group also had a lower risk of endstage kidney disease, hospitalization for heart failure, and the composite of cardiovascular death, myocardial infarction, or stroke.

(Perkovic V, et al. *N Engl J Med*. 2019; 380: 2295-306)

 学会発表で，研究結果の後にまとめを書くような感じでしょうか？

 そうかもしれません。

 その後のパラグラフには，カナグリフロジンの治療効果について議論してあります。

 ずいぶん簡潔にまとめましたね。
では，最後のパラグラフに注目しましょう。CONSORT声明によると，DISCUSSIONには**試験の限界(limitation)**を記載することになっています[1]。この論文にも記載されていますね。

 第1と第2のlimitationは，解析に関することです。
では，第3のlimitationをみてみましょう。

Third, we excluded patients who had very advanced kidney disease (estimated GFR, <30 ml per minute per 1.73 m^2), nonalbuminuric or microalbuminuric disease, and kidney diseases believed to be due to conditions other than type 2 diabetes, so it is not known whether the findings can be generalized to such populations.

(Perkovic V, et al. *N Engl J Med*. 2019; 380: 2295-306)

 この研究で除外された患者さんのことが書かれています。その患者さんにこの研究結果が一般化できるかわからないとのことです。

 これを**外的妥当性**といいます。最終的に日常診療に生かすためには，このように研究結果がどこまで当てはまるか考えなくてはいけません。

 わかりました！　先生のおかげで抄読会も乗り切れます！

 ありがとうございました。

文献
1. 津谷喜一郎，訳. CONSORT2010声明. 薬理と治療. 2010; 13: 939-47.

まとめよう！　　Part 3

01 論文のPICOがわかる。

02 RCTのデザインを説明できる。

03 生存時間解析についてわかる。

04 Kaplan-Meier曲線について説明できる。

05 Cox比例ハザードモデルとハザード比について説明できる。

4

コホート研究

目標

コホート研究の論文を読んでみましょう。
エビデンスレベルとしてはRCTよりも低く扱われることがありますが，RCTでは対処できないエビデンスを示すことができる重要な研究です。
コホート研究には，観察研究に伴ったバイアスの問題が関係します。
本章では，このバイアスに対処する統計解析方法やロジスティック回帰モデルも学びます。

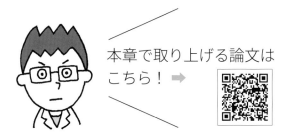

本章で取り上げる論文はこちら！ ➡

この間の抄読会はうまくいきました。フォローもありがとうございます。

 今度は僕の番だね。でも，ネタに困っているんだ。

 興味があることに絞るといいですよ。

 それはこの間箱ひげ先生に言われたことをそのまま言っているだけでしょ。興味がある分野の研究で，P値子先生の論文と違った統計解析を使った論文を選ぼうと思うんだ。

 おー。前向きですね。

 僕はいつも前向きだよ。空回りするだけで。新型コロナウイルス感染症（coronavirus disease 2019；COVID-19)の患者さんについて興味があるので，**Lancet**の"Clinical impact of COVID-19 on patients with cancer（CCC19): a cohort study"にしようと思う。

 Kuderer NM, et al. COVID-19 and Cancer Consortium. Clinical impact of COVID-19 on patients with cancer（CCC19): a cohort study.
Lancet. 2020; 395 :1907-18. PMID: 32473681

ただ，COVID-19のがん患者への影響について知りたいと思って選んだけど，早速解析方法がわからないんだ……。

 箱ひげ先生に質問してはいかがですか。

 教えてもらいに行ってみるよ。

箱ひげ先生。このコホート研究の論文を読んでみようと思うのですが，解析方法がよくわからないので教えていただけますか？

 観察研究の論文です。では，論文を読んでみましょう。RCTの**CONSORT声明（●P.37）**のように観察研究にも作者が論文を書くときに必ず記載しなくてはいけない項目が決まっていますが，知っていますか？

 STROBE声明でしょうか。

 そうです。

Part 4

コホート研究

STROBE（Strengthening the Reporting of Observational Studies in Epidemiology）**声明**

論文に記載すべき内容がまとめてあります**（表1）**[1]。タイトル，はじめにからその他の情報まで網羅してあり，内容はCONSORT声明に似ています。この項目の内容を抑えると論文を理解することができます。

表1 STROBE声明の概略（文献1より引用改変）

①**タイトル・抄録**	⑤**結果[result]**
②**はじめに[introduction]**	参加者[participant]
背景[background]/論拠[rationale]	記述的データ[descriptive data]
③**目的[objective]**	アウトカムデータ[Outcome data]
④**方法[methods]**	主な結果[main result]
研究デザイン[study design]	ほかの解析[other analysis]
セッティング[setting]	⑥**考察[discussion]**
参加者[participant]	鍵となる結果[key result]
変数[variable]	限界[limitation]
データ源[data source]/測定方法	解釈[interpretation]
バイアス[bias]	一般化可能性[generalisability]
研究サイズ[study size]	⑦**その他の情報[other information]**
量的変数[quantitative variable]	研究の財源[funding]
統計・分析方法[statistical method]	

文献
1 中山 健, ほか. 臨床研究と疫学研究のための国際ルール集. ライフサイエンス出版; 2008.

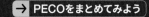 **PECOをまとめてみよう**

 ではこの論文の目的は何でしょうか。ABSTRACTをもとに**PECO**をまとめてください。

In this cohort study, we collected de-identified data on patients with active or previous malignancy, aged 18 years and older, with confirmed severe acute respiratory syndrome coronavirus 2 (SARS-CoV-2) infection from the USA, Canada, and Spain from the COVID-19 and Cancer Consortium (CCC19) database for whom baseline data were added between March 17 and April 16, 2020. We collected data on baseline clinical conditions, medications, cancer diagnosis and treatment, and COVID-19 disease course. The primary endpoint was all-cause mortality within 30 days of diagnosis of COVID-19. (Kuderer NM, et al. *Lancet*. 2020; 395: 1907-18.)

 Pはがん患者，EはCOVID-19，CはCOVID-19にかかっていないこと，OはCOVID-19の診断から30日以内の全死亡です。

 そうですか？　それだと，COVID-19が危険因子ということを確認するだけになりますね。それはそれで大事ですけど。

We assessed the association between the outcome and potential prognostic variables using logistic regression analyses, partially adjusted for age, sex, smoking status, and obesity. (Kuderer NM, et al. *Lancet*. 2020; 395: 1907-18.)

 少し違うと思います。COVID-19に罹患したがん患者が対象で，Eはいろいろな因子です。つまり，Eを探すことがこの論文の目的ということですね。

 そうです。このpotential prognostic variablesをどうやってみつけたか，ということが論文の重要なポイントになります。

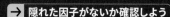
 potencial prognostic variablesをみつける方法が"using logistic regression analyses, partially adjusted for age, sex, smoking status, and obesity."のところに書いてあるようですね。ここがよくわからなくて困っていたんです。

 では，観察研究のデザインの注意点について説明しましょう。

 よろしくお願いします。

 研究デザインを考えるときには**因果関係**が大事です。

 過去から未来への時間的な流れが大切だと前に教えていただきました（ P.12 ）。原因と結果を調査することで，疾患発症の原因や治療法を発見することができますよね。

 そうですね。介入研究ではPICOのI→O，観察研究ではPECOのE→Oの関係が重要になります。
では，**図1**の**散布図**をみてください。身長と漢字の点数の関係を示しています。どのような関係が考えられますか？

 身長が高いほうが漢字の点数が高くなっています。

 では，**図2**はどうかな？

 さっきと逆の関係ですね。**図2**だと，漢字ができると身長が伸びることになります。そんなことはないはずです。

そう。そこが大事なところで，あやしいデータを鵜呑みにしないことが大切ですね。

 では身長が伸びると漢字の成績も自動的に良くなると言っていいのですか？　小学校のころの思い出は，そんなことなかったようです。

 このように，自分の常識と違うときにはさらに詳しくデータを解析してみる必要があります。

図1 身長と漢字の点数の関係

筆者が説明のために作成した架空のデータです。

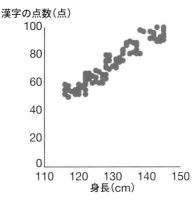

図2 漢字の点数と身長の関係

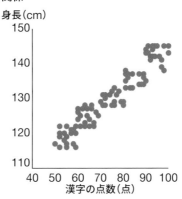

隠れた因子を探す

　図1を年齢で色分けしてみると**図3**のようになります。年齢が6歳から10歳になるに従って身長が伸び，漢字ができるようになったといえそうです。まさに，年齢が隠れていました。

　年齢ごとの**回帰直線**（**図4**，**→P.110**）では，身長→漢字の点数の関係は成立していません。年齢の影響で，存在しない身長→漢字の関係が観察されたということでしょうか？　全体では身長→漢字の点数の関係がありそうでしたが，各年齢ではなくなったことが不思議です。

　このようにデータだけでは，間違った関係が得られてしまうことがよくあります。特に観察研究ではバイアスなどが影響しやすいためこのような現象が発生しやすくなっており，注意が必要です。

図3 年齢別身長と漢字の点数の関係

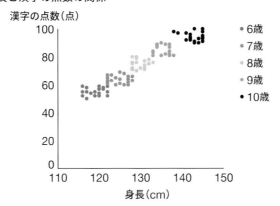

図4 年齢別身長と漢字の点数の回帰直線

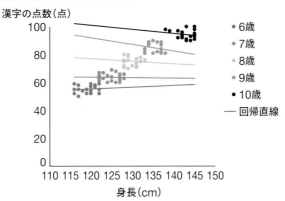

では，年齢のような余計な因子の影響を取り除くにはどうすればよいで
すか？

 それにはバイアスを知る必要があります。

偶然誤差と系統誤差

どのような要因が研究結果をゆがめてしまうかを考えるには，**偶然誤差**と**系統
誤差**が重要です（**表1**）。

偶然誤差は，例えば計測の際に生じる誤差です。**平均値，標準偏差**や**95％CI**に
関係します。一方，系統誤差は前に身長と漢字の点数の関係で説明したように，
全体の結果がゆがめられてしまうものです。

表1 誤差の分類

1 偶然誤差
2 系統誤差
2-1 バイアス
選択バイアス
情報バイアス
2-2 交絡
2-3 交互作用

銃で的を撃ったとしましょう（**図1**）。偶然誤差は当たった所のばらつきのよう
なもので，系統誤差は狙った場所自体のずれに相当します。測定機器の精度を高
めて偶然誤差を小さくし，照準を修正して系統誤差を小さくすることで，研究自
体の誤差を小さくすることができます。

図1 偶然誤差と系統誤差の関係

偶然誤差
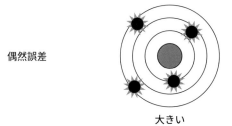
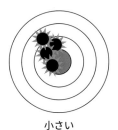

大きい　　　　　　　　小さい

系統誤差
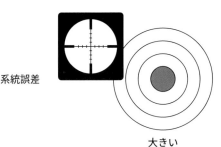
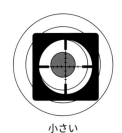

大きい　　　　　　　　小さい

Part 4 コホート研究

主なバイアス

●選択バイアス：調査した対象は知りたい母集団の一部にすぎない

①サンプルサイズによるもの

　対象を10,000人としたとき，全員を調査することができないので，10人だけ調査したとします。その結果は10,000人全員を表しているとはいえません。つまり，サンプリングする人数によって誤差が発生します。この誤差は，サンプリングする人数を増やすことで小さくすることができます。

　例えば，2群の平均の差を*t*検定で比較したとしましょう。サンプルサイズが小さいと有意差が得られず，十分に大きいと有意差が得られることがあります。一般にサンプルサイズが大きいと有意差が得られることが多いです。

　ここで注意が必要なのは，数万人の研究であれば，ごくわずかな差でも統計学的有意になってしまうということです。ただし，このような小さな差は医学的には意味がないこともあります。論文を読むときには医学的意義が大切ということです。

②サンプルの偏りによるもの

　次に，世界中の人のBMIの正確な平均値，つまり母集団の平均値を知りたいとしましょう。ここで東京に住む人だけの平均値を求めても，正しい結果とはいえません。日本人よりも大きな人が多い国はたくさんあります。

　つまり，偏った結果が得られてしまうということです。これを**選択バイアス**といいます。また，男性が99%で女性が1%のような偏った集団では一般的な結果が得られません。調査対象の割合が大切です。

●情報バイアス：対象やアウトカムの定義が大切
①対象の定義で生じる場合

　いくつか種類がありますが，昔のことをアンケートするような研究で，対象が覚えていなかったりすると**情報バイアス**が生じます。患者さんが食事や運動習慣を忘れる，飲酒量を少なめに報告する，などです。よくある間違いが研究に大きな影響を与えることがあります。

　疾患の診断基準が異なると患者数が変わることもあります。例えば，CKDの診断基準をeGFR 60mL/分/1.73 m²未満だけとするのか，厳密に診断基準に従って尿蛋白を認めてもCKDとして判定するのかによっても，人数が大幅に異なります。

②アウトカムの定義で生じる場合

　例えば，心血管疾患をアウトカムとすると，心疾患として，心不全，心筋梗塞，不整脈などのさまざまな病態が含まれてきます。これらがきちんと定義されていないと，アウトカムの発生数が大きく変わってしまいます。

　研究をデザインする際に，死亡＋心筋梗塞＋脳梗塞というアウトカムと，入院＋狭心症＋一過性脳虚血発作というアウトカムのどちらを主な研究テーマとするかでまったく異なった結果になるということです。アウトカムの内容をきちんと把握することが大切です。

　そして，各イベントの定義が異なります。死亡は明らかなアウトカムですが，入院は患者さんの状況次第で決まります。死亡よりもあいまいな基準で決まりますから，METHODSでどのように定義づけられているか確認しなければなりません。

　近年，いくつかのアウトカムを組み合わせた複合アウトカムの研究が行われています。**主要心血管イベント（Major Adverse Cardiovascular Events；MACE）**として，全死因死亡，心筋梗塞，冠動脈血行再建，脳血管事象などをまとめることもあります。心血管疾患として，いろいろな研究を十把一絡げにしないことが大切です。

では，先ほど教えていただいた身長→漢字の点数の関係（ → P.90 図1）はバイアスでゆがめられていたのでしょうか？

 その関係は**交絡**を考えなくてはいけません。

 行楽？　後楽？

 あまり聞いたことがない言葉ですね。

 原因→結果の因果関係に影響を及ぼすことをいいます。このとき，原因と結果の両方に影響します。
身長→漢字の点数の関係だと，年齢が身長と漢字の点数に影響を及ぼします（図1）。年齢のように，原因と結果の両方に影響する因子を**交絡因子**とよびます。

 関係があればよいのですか？　それならたくさんありそうですね。

 三角の関係だと，例えば，A→C→BやA→C←Bもありますね（図2）。

 いいえ。矢印の向きが大切なのですよ。図2のC→AとC→Bの両方が成立しているときだけ交絡といえます。
A→C→Bの場合には，Cは**中間因子**とよばれます。
図2のように因子の間を→で結ぶことを**directed acyclic graph（DAG；非巡回有向グラフ）**とよびます。DAGでは矢線によって，変数間の因果関係を可視化します。

三角関係はいろいろと難しいことが交わって絡みますね。

観察研究はこのようにバイアスや交絡によって因子の関係が影響されているので，RCTのような介入研究と違って，結果の解釈に注意が必要になります。

図1 身長→漢字の点数に対する年齢の影響

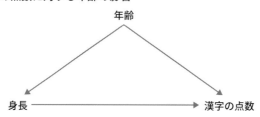

図2 交絡とそうでない場合の関係

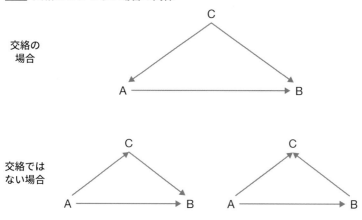

交絡と交互作用

●交絡の特徴

　年齢と漢字の点数の例のように，全体の傾向と各年齢のような**サブグループ**での関係が異なる場合があることを学びました。このようにサブグループに分割し，各グループでの因果関係を確認することが交絡を発見する定跡になっています。

　例えば，**図3**のAとBが正比例の関係にあったとします。ある因子Cの有無で2群に分け，AとBの関係を確認したところ両群とも関係性が失われたとしましょう。この因子Cは交絡因子となります。交絡では2群とも同じ関係を示すことが特徴です。

Part 4

コホート研究

図3 交絡

2群に分けることで全体の傾向と各群の傾向が異なることがわかる。また，各群の傾向は似ている。

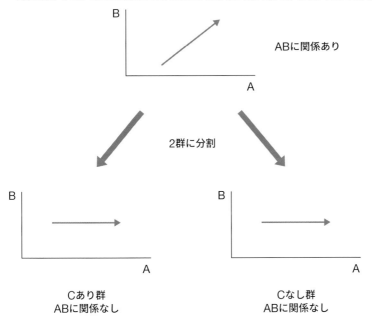

B

ABに関係あり

A

2群に分割

B

A

Cあり群
ABに関係なし

B

A

Cなし群
ABに関係なし

●交互作用の特徴

　次に，同様に因子Cで2群に分けたところ，AとBの関係が異なっていたとしましょう（**図4**）。このような場合を**交互作用（効果修飾）**とよびます。この交互作用は，因果関係が別の因子によって影響されることで生じます。

図4 交互作用

各群の傾向は異なっている。

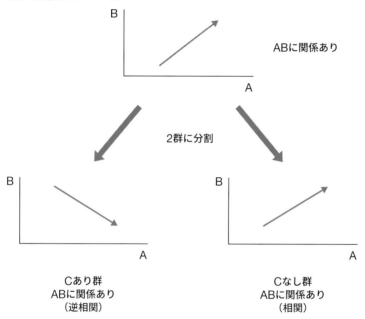

●交絡，交互作用を見つける方法

　交絡，交互作用とも因子Cによって群別にすることで発見されます。これを**層別化**とよびます。しかし，因子の数が増えると層の数が増えてしまいます。2つの因子についてそれぞれ2群に分けると2の2乗で4層となります。多くなると層別化では対応できません。そこで，**多変量解析**で対応します。

INTRODUCTIONにはこの研究の背景について書いてあり，最後のパラグラフにはこの研究の目的が記載されています。

In this cohort study, we hypothesised that demographic, clinical, underlying cancer, and COVID-19 treatment-related variables are associated with 30-day all cause mortality in this population. (Kuderer NM, et al. *Lancet*. 2020; 395: 1907-18.)

 そうですね。では，METHODSに進みましょう。

In this cohort study, we collected de-identified data on patients with active or previous malignancy, aged 18 years and older, with confirmed severe acute respiratory syndrome coronavirus 2 (SARS-CoV-2) infection from the USA, Canada, and Spain from the COVID-19 and Cancer Consortium (CCC19) database for whom baseline data were added between March 17 and April 16, 2020. We collected data on baseline clinical conditions, medications, cancer diagnosis and treatment, and COVID-19 disease course. The primary endpoint was all-cause mortality within 30 days of diagnosis of COVID-19. (Kuderer NM, et al. *Lancet*. 2020; 395: 1907-18.)

 この研究では，the COVID-19 and Cancer Consortium（CCC19）のデータベースを使用しています。このデータベースには，COVID-19患者のうち，がんにかかっているか既往歴がある方が登録されています。アメリカなどの世界各国からデータを集めています。

重要な**変数**には，年齢，性別，人種などがありました。Supplementary appendixには，その変数の詳細がまとめてあります。
プライマリーアウトカムは，先ほどお話のあったPECOのOにあたる，30日以内の全死亡です（P.88）。
セカンダリーアウトカムは，重症疾患の複合，入院，ICUへの入院，人工呼吸器の使用，酸素投与となっています。

Supplementary appendixに書かれている変数の定義の詳細に注目しましょう。変数の名前と内容が記載されているので，データの状況が大体予想がつくように記載されています。

先ほどの先生のお話につながりますね。

そうだ。論文を読むときだけでなく，論文を書くことになったら，あいまいさを残さないように注意しよう。

論文を読むだけでも大変なのに書くのですか？

そうです。EBMを身につけるには，論文を書くことも大切なのです。P値子先生ならきっとできますよ。

わかりました。頑張ります。

STATISTICAL ANALYSISには統計解析の方法が書いてあります。**ロジスティック回帰モデル**が使われたと書いてあるのですが，このモデルがよくわかりません。

 では，ロジスティック回帰分析に至るまで説明しましょう。膨大な話なので，長くなるよ。仕事は大丈夫ですか。

 大丈夫です。覚悟します。

 ついていきます。

 2人は**2群の比較**について聞いたことはありますか？

 2群というと，治療群と対照群で血圧を比較するようなことでしょうか？**t検定**ならあります。

 図1はA・Bの2群での漢字の点数分布を表す**ヒストグラム**です。平均点を比較する方法を**2標本のt検定（Studentのt検定）**とよばれています。この方法を使うには，両方とも正規分布していて，標準偏差が一致していることが条件です（正規分布 →P.63，標準偏差→P.62）。

 するとこの場合は使うことができますね。

 そうです。ここで仮説を立てて検定しよう。

 帰無仮説は，「A群の漢字の平均点とB群の漢字の平均点は等しい」となります。**対立仮説**は，「A群の漢字の平均点とB群の漢字の平均点は等しくない」です。

 オッズ田先生，やるう。

図1 漢字の点数の分布

点数の平均±標準偏差はA群40±20点，B群は60±20点の正規分布となるように作成した。

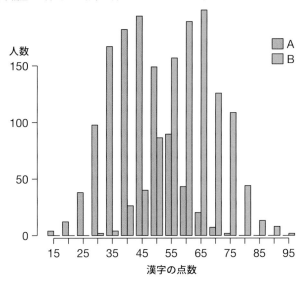

この仮説のもとに，平均点の差が0になるかを調べることになります。ここで，このt値を求めます。計算は手計算で行うと勉強になりますが，忙しいので統計ソフトを使いましょう。EXCELや統計ソフトであれば計算できますよ。EZRで計算してみると，

$$t=44.048, \ df=1998, \ p-\text{value} < 2.2e-16$$

と結果が出ました。

これがまた，いまいちわからないんだ。

t分布はサンプルサイズのような数値（**自由度**）によって変わりますが，いずれもベルのような形をしています（**図2**）。外側の面積がそれぞれ0.025となる基準値は−1.96と1.96です。ここで計算したt値が基準値よりも外側であれば，p値が0.05よりも小さいことになります。

t値は1.96よりも大きいです。それでp値が0.05よりもずいぶん小さい値になったのですね。

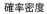

図2 *t*分布

自由度1998の*t*分布。

確率密度

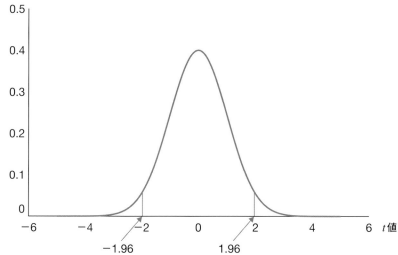

そうです。では結果は？

帰無仮説は棄却されて，対立仮説からA群とB群の平均値が等しくないことがわかりました。

そうです。よくできました！

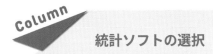

統計ソフトの選択

　統計ソフトは，さまざまなものがリリースされています。解析レベル，価格，入力方法を考えて，自分に最適なものを選ぶとよいでしょう。初心者のうちはクリックするだけで解析できるgraphical user interface（GUI）のものが使いやすいと思います。

　プログラムが必要な統計ソフトは，習得に時間がかかりますが，自分がやりたい複雑な解析が可能になります。Rは統計解析，PythonはAIといった目的で，データサイエンティストにしばしば使われています。

　主な統計ソフトを下にまとめます。

（＊は筆者の主観です）

統計ソフト	解析レベル*	料金	主な入力方法	習得の難易度*
SAS® OnDemand for Academics / SAS Studio（SAS Institute）	高度	無料	プログラム	難
STATA®（StataCorp LLC）	高度	有料	プログラムとGUI	やや難
SPSS®（International Business Machines Corporation，IBM）	高度	有料	GUI	容易
R（The R Foundation）	高度	無料	プログラム	難
EZR（自治医科大学附属さいたま医療センター血液科）	中程度	無料	GUI	容易
Python（Python Software Foundation）	高度	無料	プログラム	難

自由度

　統計の計算で自由に変えることができる値（データ）の個数です。例えば，3つの数として，100，200，300があるとします。平均値は200になりますね。平均値が200であることがわかっているとして，3つの数のうち，100と200がわかっていると，最後の値は300に決定します。つまり，3つ目の数には選択の自由はありません。すると，自由があるのは2つだけになるので，自由度は2となります。値の個数から推計値の個数を除いた数が自由度になります。

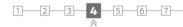

いろいろな2群の比較

　いくつかパターンがあるので，それによって選択する方法が変わります。必要なときには図3に沿って考えましょう。

　また，「対応がない」というのは，先ほどのA群・B群のように，各グループの患者さんが異なることをいいます。「対応がある」というのは，使用前使用後のように，同じ患者さんで比較することを指します。

　それに正規分布しているかどうかでパターンが分かれます。

図3　2群比較の方法

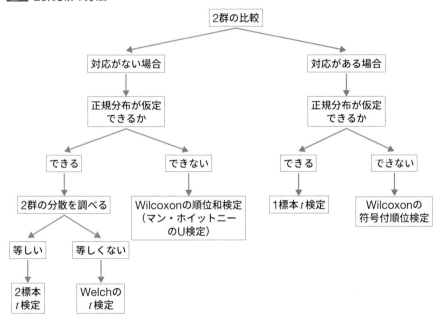

では，t検定を拡張しましょう。

図1はA・B・Cの3群での漢字の点数の分布を表すヒストグラムです。

図1 漢字の点数の分布

点数の平均±標準偏差はA群25±5点，B群は50±5点，C群は75±5点の正規分布となるように作成した。

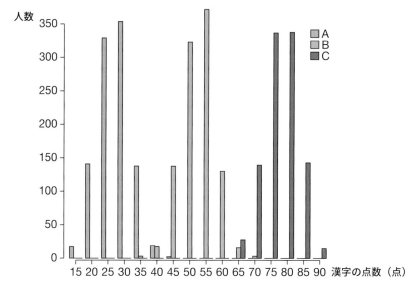

 明らかに差がありそうですね。

 この3群の平均点を比較するには，**一元配置分散分析(one-way analysis of variance；one-way ANOVA)**を使います。帰無仮説はどうなるかな？

 t検定のときと同じように「漢字の点数の平均にグループ間の差はない」となりますか？

 では対立仮説は？

「差がある」となると思います。

 そうです。では解析してみましょう。結果は**表1**のようになりました。

表1 one-way ANOVAの結果

	Df	Sum Sq	Mean Sq	F value	Pr(>F)
factor(group)	2	1239086	619543	25579	<2e−16
Residuals	2997	72589	24		

 複雑な表ですね。

 one-way ANOVAのポイントは，各生徒の点数のばらつき（変動）をグループ間の変動とグループ内の変動に分けることにあります。全体の平均点からの点数のばらつきを考えましょう**（図2）**。生徒1の点数と全体の平均の差を考えます。生徒1の点数とA群の平均値の差と，A群と全体の平均の差に分解できますね。

図2 生徒の点数と平均点の関係

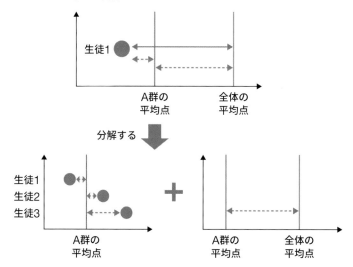

Part 4 コホート研究

全体の平均との差＝A群と全体の差＋生徒とA群の平均との差，ということでしょうか？

 イメージとしては近いです。計算の詳細は省きますが，差を足すだけではなく，差の二乗を加えた平方和で考えます。

$$総平方和＝群間平方和＋郡内平方和$$

となります。

群間平方和は，**表1**のSum Sqのfactor（group）に相当するので1239086になります。一方，郡内平方和はResidualsに相当し，72589になります。Dfは自由度のことで，自由に値を決める要素の数です。グループの数（3）－1＝2と，全体の人数（3000）－グループの数（3）＝2997になっています。

 自由度はt検定でもありましたね。

 そして，Mean Sqは**平均平方和**といって，それぞれの平方和を自由度で割ったものです。群間平方和／郡内平方和を計算すると**F値（F value）**が得られます。このF値がF分布のどこにあるかでp値が求まります。F分布は自由度で変わるので注意が必要です**（図3）**。

 t検定と同じですね。基準となる値よりも外側だとp値が0.025よりも小さくなる……。

図3 F分布（自由度2, 2997）

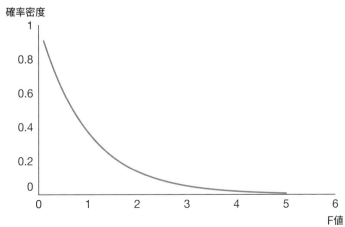

少し違っています。F検定は，F＜1となることが期待されているので，右片側だけでよいのです。そこで，自由度が(2, 2997)で，0.05となるF値を求めましょう。

 2.998です。すると，F値は25579と非常に大きいので，p値＜0.05となります。

 帰無仮説は棄却されましたので，平均値に差があることになりました。

 原理は難しいですが，表の見方はわかりました。

 これで，2群間の比較も，3群間の比較もできることになりますね！

one-way ANOVAの条件

one-way ANOVAでは差があることはわかりますが，どのグループ間までかはわかりません。それには**多重比較検定**が必要になります。

ここで，one-way ANOVAは正規分布している場合しか使えないことを知っておきましょう。非正規分布のときは，**Kruskall-Wallis検定**を行います

解析方法の学び方

t検定もone-way ANOVAも正規分布を仮定している方法で仲間のようなものです。このように仲間の検定を探してみると，この場合はこの方法，その場合はその方法と，解析の場合ごとに覚える必要がないので，統計解析の方法をすっきり学ぶことができます。

F検定

F検定とは，分散が等しいかどうかを調べるときに使う検定です。分散分析のほか，t検定の前に2群が等分散かどうかを確かめるときに用います。F分布はF検定で使われる，自由度が2つある確率分布です。

では，*t*検定とone-way ANOVAをさらに考えてみましょう。
誤差の考え方を踏まえて（→P.107 図2），生徒の点数を同じように分解
してみましょう。

 たしか各群の平均値との関係が大切だったので，

生徒Aの点数＝全体の平均＋A群と全体の平均の差＋生徒Aの点数とA群
の平均の差

でしょうか。

 よくできました。このモデルはA群のほかの生徒にも成り立ちますね。
また，B群・C群でも同様です。群と全体の平均の差を，群による効果と
とらえることができますね。
群をクラスとすると，先生の教え方として置き換えることができます。
また生徒の点数と群の平均の差は，クラス内でのある生徒の点と平均点
の差としてとらえることができます。つまり**誤差**ですね。

生徒の点数＝全体の平均＋群の効果＋誤差

として単純に表すことができます。

 なんとなくわかります。

 EXCELを使って点数の分布を図に書いてみます。A群を0，B群を1とし
ます（**図1**）。そして2群の関係を直線で調べてみましょう。EXCELの散
布図でこの直線の式が出ます。

図1 2群の点数の分布と回帰直線

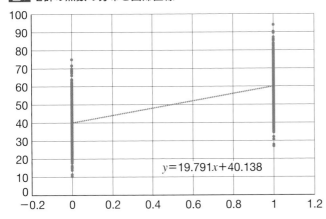

$$y = 19.791x + 40.138$$

 A群はxが0，B群は1になっていて，

$$y = 19.791x + 40.138$$

と表示されました。

 そうです。この値に見覚えはないですか？

 40.138はA群の平均，19.791はB群の平均とA群の平均差になっています。ということは，それぞれの平均値を結んでいるのが，この直線なのですね。

 そうです。このような直線を**回帰直線**といいます。

どのようにモデルを考えるの？

●最小二乗法

まず，$y = \beta_0 + \beta_1 x$という式を考えます（**図2**）。各生徒の点数をプロットします。その点から直線に下した垂線の長さをeとします。このeの二乗の和が最小になるように直線の式を決めます。これを**最小二乗法**とよびます。

直線上の値は予測値としてとらえることができます。例えばA群であればその平均点ですね。その値と生徒の点数の差を考えているのです。つまり，生徒Aの点数とA群の平均の差ですので，誤差になるわけですね。

Part 4

コホート研究

図2 最小二乗法の誤差の測定

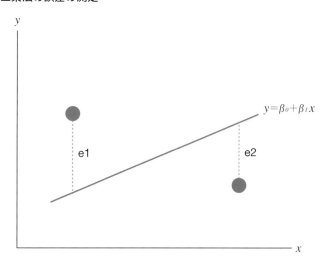

●t検定の場合

次に，この回帰直線を統計ソフトEZRで解析してみましょう。**表1**の結果からx・yの式を作ると，**点数＝40.1＋19.8x群**となります。

表1 回帰分析の結果

	回帰係数 推定値	95%信頼区間 下限	95%信頼区間 上限	標準誤差	t統計量	p値
(Intercept)	40.1382	39.51513	40.76127	0.317705	126.3379	0.00E＋00
群	19.79108	18.90993	20.67223	0.449303	44.04841	9.786902e －297

すると，A群の生徒はx＝0なので，その平均点40.138に誤差を加えた点数となり，B群の生徒はx＝1なので，A群の平均点＋19.791に誤差を加えたものになるわけです。

群のt統計量は，t検定の結果と一緒です。p値も有意です。

●one-way ANOVAの場合：ダミー変数を使う

t検定と同様にすると，**点数＝平均点＋群**となりますが，この式では何の平均点かわかりません。群はA・B・Cとなっているので区別しなければいけませんが，この式では連続した数になっているので，1上がるとどうかという扱いになります。

One-way ANOVAのように群が多い場合には，工夫が必要です。

　簡易化のため，A群を基準とし，B群・C群を表す変数を用意します**（表2）**。これが**ダミー変数**です。

表2 群A・B・Cのダミー変数

	B	C
A群	0	0
B群	1	0
C群	0	1

　「B群です」という変数と「C群です」という変数を用意しているので，A群はそれぞれ0と0になります。つまり，ダミー変数は，群の数−1個作ればよいのです。

　ダミー変数を入れた式を作成してみると，生徒の点数＝A群の平均点＋Bの効果＋C群の効果＋誤差となります。この式を回帰分析してみると，**表3**の結果となりました。

表3 回帰分析の結果

	回帰係数推定値	標準誤差	t統計量	p値	95%信頼区間下限	95%信頼区間上限
(Intercept)	25.06576	0.15563	161.0605	0	24.76061	25.37091
B	24.90941	0.220093	113.1766	0	24.47787	25.34096
C	49.78124	0.220093	226.1824	0	49.34969	50.21279

　切片がA群の平均点，回帰係数推定値がB群とA群の平均点との差と，C群とA群の平均点との差になっています。このように，ダミー変数を使うことで式を表すことができます。

> **変数の種類**
> 　連続した数の変数を連続変数，A・B・Cのような分類をカテゴリー変数とよびます。

10 ロジスティック回帰モデル④「多変量解析」を押さえる

→ 一般化線形モデルを整理しよう

 回帰分析, t検定, one-way ANOVAが似たようなことを別の観点から行っていることがわかりました。これらは親戚にあたりますので, **線形モデル**とよびます。この仲間に私たちの目標の**ロジスティック回帰分析**があります。

 ロジスティック回帰分析, 待ってろって感じですね。

 近づくには, 回帰分析をさらに学ぶ必要があります。

 $y=\beta+\beta_1 x$ だけでないのですか?

 それを拡張します。変数を増やしてみましょう。

 $y=\beta_0+\beta_1 x_1+\beta_2 x_2+\beta_3 x_3+\cdots\cdots$ 的なことでしょうか?

そうです。yを**目的変数(従属変数)**, xを**説明変数(独立変数)**とよびます。xが1つだけの場合を**単回帰分析**, 複数あると**重回帰分析**とよびます。この式で注意しなくてはいけないのは, 誤差があることです。

$$y=\beta_0+\beta_1 x_1+\beta_2 x_2+\beta_3 x_3+\cdots\cdots+誤差$$

変数xの誤差は無視できるくらい小さく, 変数yの平均は式で表される直線上にあり, 誤差の**散らばり(分散)**はxに無関係で正規分布します。

 急に難しくなりました。

 つまりyは正規分布していて, xとyは式で表される関係ということです。

 逆に正規分布していないものはyとして扱えないということですか。

そうです。今度は患者データを使ってみます。では，前にみてもらった漢字の点数と身長の関係を確認してみましょう（→P.90 図1）。まず単回帰分析の式は，

$$点数＝\beta_0＋\beta_1身長＋誤差$$

となります。結果をみてみましょう。まず，そもそもこのモデル自体が成立するかを調べます。

どこをみればよいでしょうか？

この間勉強した**F値**をみましょう。

F-statistic: 794 on 1 and 98 DF, p-value: $< 2.2e-16$

と書いてあります。統計学的に有意なので成立しています。

次にどの程度当てはまっているか評価します。それは**決定係数R^2**をみます。今回は単回帰分析ですが，重回帰分析の場合は，変数の数が多くなるので，自由度を考えた**自由度調整済み決定係数**をみます。

0.890なので当てはまっているようです。

個々で**Pearsonの積率相関係数r**を求めてみます。

$$相関係数＝0.943$$

でした。0.943の二乗は0.889となっていてR^2はrの二乗となることがわかります。

なるほど，つながっているのですね。

では，係数についてみてみましょう(**表1**)。身長をみてください。

表1 漢字の点数と身長の関係

	回帰係数推定値	95%信頼区間下限	95%信頼区間上限	標準誤差	t統計量	p値
(Intercept)	−135.357	−150.176	−120.539	7.467323	−18.1266	4.58E−33
身長	1.609638	1.496277	1.722998	0.057124	28.17797	8.55E−49

身長の回帰係数 β は1.61で正の関係があり，p値は0.05よりもかなり小さいので統計学的有意な関係にあります。

そうです。連続変数の係数の解釈は，「身長が1cm伸びると点数が1.61点高くなる」というように，1単位変化するとどうなるかを評価します。ここまでで，漢字の点数と身長に正の関係があるかもしれないといえました。では，年齢との関係も調べてみます（**表2**）。

表2 漢字の点数と年齢の関係

	回帰係数推定値	95%信頼区間下限	95%信頼区間上限	標準誤差	t統計量	p値
(Intercept)	−4.62	−8.27203	−0.96797	1.840306	−2.51045	1.37E−02
身長	9.905	9.455467	10.35453	0.226526	43.72566	4.27E−66

これも p値がすごく小さいので正の関係がありました。漢字の点数に，身長と年齢が関係してそうだという結果が得られました。

たしか前の話では，身長と漢字の点数の関係は年齢が影響しているのではなかったでしょうか？

そうです。

交絡因子の影響を取り除くにはどうすればよいのでしょうか？

重回帰分析を行います。漢字の点数を目的変数，年齢と身長を同時に説明変数とします。

$$点数＝\beta_0＋\beta_1年齢＋\beta_2身長＋誤差$$

これを調節するといいます。やってみましょう。

結果は**表3**の通りです。モデル自体はp値＜0.05ですので成立していました。年齢と身長はどうですか。

表3 重回帰分析の結果

	回帰係数 推定値	95%信頼区間 下限	95%信頼区間 上限	標準誤差	t統計量	p値
(Intercept)	9.233156	−18.3793	36.84558	13.91248	0.66366	0.508
身長	−0.16466	−0.48999	0.160664	0.163916	−1.00456	0.318
年齢	10.8584	8.92185	12.79496	0.97573	11.1285	5.01E−19

身長のp値は0.318で，年齢は＜0.05でした。この場合はどのように考えるとよいのでしょうか？

漢字の点数は年齢のみに関係しています。このように多くの因子が関係する場合には，変数を多数使用する**多変量解析**によって，個々の因子の相対的な寄与を比較することができます。

年齢によって点数が上がるといえますね。

ここで注意しなくてはいけないのは，この例では，年齢→点数の関係は常識で判断して確定しています。しかし，A→Bと必ずしも言い切れないことが多々あります。

B→Aもあるということでしょうか。

観察研究の限界として因果関係を確定することができないというわけですね。

Part 4 コホート研究

そうです。そのため，**介入試験**が必要になります。
ほかにも重要なことがあります。交絡因子を多変量解析に入れることで
調節し，交絡のない関係性を評価することができます。そのため，「年齢は
点数に独立して関係する因子である」というように表現します。

 多変量解析の重要性がわかりました。

 *t*検定，one-way ANOVA，重回帰分析は，まとめて同じような式で表
せるので，仲間のようですね。

一般化線形モデル（generalized linear model）

*t*検定，one-way ANOVA，重回帰分析のモデルは，目的変数が正規分布の場合
しか扱うことができません。**正規線形モデル**や**一般線形モデル（general linear
model）**とよびます（**図1**）。
　今まで習ったモデルが一般線形モデルです。そして，ロジスティック回帰分析
は一般化線形モデル（generalized linear model）に入っています。

図1 統計モデルの分類

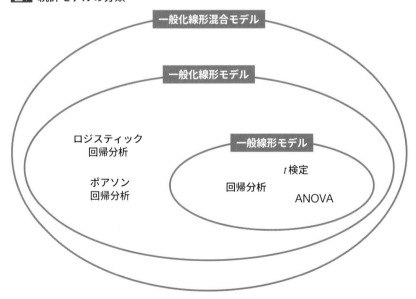

●一般化線形モデルの特徴

一般化線形モデルは重回帰モデルのようなモデルをパーツで考えることがポイントです。

パーツは3つあります（**図2**）。

①は重回帰モデルのyの部分の条件です。正規分布だけでなく，二項分布，ポアソン分布が相当します。

②は重回帰モデルの右辺のように説明変数xの式になっていることを意味します。

③目的変数は何かの関数で左辺になって，②の右辺とドッキングします。重回帰モデルはyをそのまま使っています。

図2 一般化線形モデルのパーツ

① 目的変数は指数分布族である（誤差構造）

② 説明変数は線形結合する（線形予測子）

③ 連結関数は，目的変数の平均（期待値）と線形予測子をつなげる

$$f(y_i) = \underbrace{\beta_0 + \beta_1 x_{i1} + \beta_2 x_{i2} + \cdots}_{}$$

連結関数　　　　線形予測子

つまり，重回帰モデルを各部分に分けて，アップグレードしやすくしているわけです。例えば，モデルさんが，髪型，アウターや靴などを変えてイメージを変えるようなものです。

パーツに分解して組み合わせを変えるだけで，幅広く用途に応じたモデルを作ることができるようになります。従来このパターンのときはこのモデル，といちいち覚えなければなかった煩雑さがすっきりされました。

一般化線形混合モデル（generalized linear mix model）

一般化線形モデルを発展したものです。例えば，ロジスティック回帰分析でも1回しか測定したデータしか解析できません。そのため，定期的に通院する患者さんの全データを解析することができません。一方，一般化線形混合モデルでは，繰り返し測定した結果を解析することができるようになっています。

いよいよロジスティック回帰モデルについて説明しましょう。

 いかつい名前なので少し引いてしまいます。

 使い方はシンプルで，ある患者さんにアウトカムが発生するかしないかを判定します。つまり確率を計算することができるのです。

 たしか**オッズ比**を計算できると聞きました。

 そうです。アウトカムが発生する確率をしない確率で割ったものがオッズですね。

$$オッズ = \frac{アウトカムが発生する確率}{アウトカムが発生しない確率}$$

つまるところ，YesかNoか，伸るか反るかですので，0と1で表すことができます。**二項分布**がこのようなシチュエーションでは適しています。

 線形予測子は重回帰モデルと同じパターンですね。

 本当だ！

 連結関数は，**ロジット関数**です。

$$f(p) = log \frac{p}{1-p}$$

イベントが発生する確率をpとしています。
この関数を用いたときにロジスティックモデルとよびます。生物学，確率や機械学習など幅広く使われています。

これが線形予測子と等しいとするのですね。

$$f(p) = log\frac{p}{1-p} = \beta_0 + \beta_1 x_1 + \beta_2 x_2$$

こんな感じでしょうか。

そうです。この簡単なモデルを考えてみましょう。変形すると

$$\frac{p}{1-p} = exp(\beta_0 + \beta_1 x_1 + \beta_2 x_2)$$

となります。これをA群のオッズとすると，B群のオッズも同様に求められますね。では，この式からオッズ比を求めてみましょう。

え～っと。オッズ比 $= \dfrac{\text{A群のオッズ}}{\text{B群のオッズ}}$ なので，

$$\text{オッズ比} = \frac{exp(\beta_0 + \beta_1 x_{1A} + \beta_2 x_{2A})}{exp(\beta_0 + \beta_1 x_{1B} + \beta_2 x_{2B})}$$

$$= exp(\beta_1(x_{1A} - x_{1B}) + \beta_2(x_{2A} - x_{2B}))$$

となります。

ここで，x_1 を治療薬の有無，x_2 を合併症の有無としましょう。合併症の有無は2群で差がないとすると，$x_{2A} - x_{2B}$ は相殺されて無くなるので，治療薬の有無の項だけになります。A群を治療群として1，B群を対照群として0として計算しましょう。オッズ比はどうなりますか？

簡単になりますね。

$$\text{オッズ比} = exp(\beta_1(x_{1A} - x_{1B})) = exp(\beta_1)$$

です。

シンプルになりました。このようにして，治療効果や危険因子の調整したオッズ比を求めることができます。

難しい式から簡単な結果ができたので，びっくりしました。

スッキリ～。

 ここまで来て，ようやく論文を読むことができますね。

 これまでのお話で，すでにやり遂げた気がします。

 甘い！

ロジスティック回帰モデルの式から確率pを求める

$$p = \frac{exp(\beta_0 + \beta_1 x_1 + \beta_2 x_2)}{1 + exp(\beta_0 + \beta_1 x_1 + \beta_2 x_2)}$$

この関数の値は0～1の値をとるので，確率として利用することができます。このpはp値とは違い，イベントが発生する確率です。間違えないように注意しましょう。

Cox比例ハザードモデルの計算

ある瞬間tの死亡率をハザード関数$h(t, x)$とし，xは，年齢，性別などとします。

$$h(t,x) = h_0(t) exp(\beta_0 + \beta_1 x)$$

と表されます。

ここで，$h_0(t)$ は平均的な瞬間死亡率を表し時間tに関係します。一方$exp(\alpha + \beta x)$は時間に関係しません。

ここで曝露群のxを1，非曝露群を0として，比を取ります。

$$\frac{h(t,1)}{h(t,0)} = \frac{exp(\beta_0 + \beta_1)}{exp(\beta_0)} = exp(\beta_1)$$

となります。比をとることで$h_0(t)$が相殺されることがポイントです。

オッズ比をどう解釈するか

調整されたオッズ比は，各因子のアウトカムとの関係を示しています。オッズ比の解釈はハザード比と同様に，1よりも大きければ危険因子，小さければアウトカムを抑制すると，考えてよいです。

その際には**95%CI**を必ずチェックして，1をはさんでいるか確認しましょう。

STATISTICAL ANALYSISでは，欠測値に対して，**multiple imputation (多重代入法)** を行ったことが記載されていますが，この欠測値の扱いがよくわからないです。

We used multiple imputation using additive regression, bootstrapping, and predictive mean matching with ten iterations for variables with a 10% or lower missingness rate; variables with a missingness rate of more than 10% were not included in our analyses.

(Kuderer NM, et al. *Lancet*. 2020; 395: 1907-18.)

 データを集めたときに値がなくて，データの表が埋まらないことを欠測とよびます。その値が**欠測値**です。10項目の採血検査を2回する研究だと，どのようなときに値が欠測しそうかな。

 例えば，血圧を2回測定する研究だとして，2回目をさぼったときでしょうか。

 電子カルテの検査項目をクリックし忘れたときや，採血量が少ないときも測定できません。

 欠測が生じる状況には，
①対象が来院しないなどで測定できない脱落
②アンケートの年収に関する質問に答えないような無回答
③研究が終了してしまう打ち切り
④他施設共同研究である小規模のクリニックのデータは収集しない切断
などがあります。

 いろいろな原因で欠測は発生しますね。

 そうです。欠測値が沢山あると研究結果に大きな影響が生じるので，欠測のパターンを調べる必要があります。大きく分けて3つのパターンがあります(**表1**)。

表1 欠測値の分類

①完全にランダムな欠測（missing completely at random；MCAR）
欠測が完全にランダムに発生する場合。調査する変数に関係ない
②ランダムな欠測（missing at random；MAR）
観測された値に基づいて欠測かどうか決まる場合。欠測値自体には関係しない
③ランダムでない欠測（not missing at random；NMAR）
欠測かどうかが欠測値自体に関係する場合

 ランダムかどうかということでしょうか？

 そうです。

例えば①**完全にランダムな欠測**（missing completely at random；**MCAR**）は，完全にランダムに入力ミスがあってデータが抜けているような場合にあたります。

全参加者で血糖値を測定し，血糖値120mg/dL以上の参加者にはHbA1cを測定するが，それ以外では測定しない場合は，血糖値によってHbA1cの欠測が決まるので②**ランダムな欠測**（missing at random；**MAR**）になります。

そして，低い点数の生徒は点数を言いたがらないとか，高収入の人がアンケートに収入を記入しないなどのように，欠測値自体によって欠測する場合が，③**ランダムでない欠測**（not missing at random；**NMAR**）になります。

 欠測値があるとどうして困るのですか？　放置してもいいような……。

 1,000人のデータを解析するときに，1,000人分のデータすべてを計算できた場合と，100人しかデータが集まらなかった場合には結果がかなり異なりますよね。

 100人のデータでは正しい結果とはいえません。

 そのため，欠測値はできるだけないに越したことはありません。しかし，データがなければその場にあるデータを解析するしかなく，欠測値が一つでもある患者を除外することになります。これを**完全ケース分析**とよびます。

私自身も数十万人のデータを使って完全ケース分析を行った際に，数千人になってしまったことがありました。

 わ〜もったいない。

 そうです。しかもこのようなデータがすべてそろっている患者は限られているので，全体の集団を代表しているとは言い切れません。
欠測値があるとこのような困ったことが頻繁に起きます。そのため，欠測値のパターンを分析して，穴を埋める必要があります。

欠測値の補完

●NRCの報告

アメリカ食品医薬品局（Food and Drug Administration；FDA）からの要請によって全米研究評議会（National Research Council；NRC）が発表した「The prevention and treatment of missing data in clinical trials」には，臨床試験における欠測データの取り扱いについて，試験のプロトコルや統計解析法などについて詳細な指針がまとめられています[1]。この報告は医学だけでなくさまざまな分野に大きな影響を与え，各臨床研究で欠測値の穴埋め（補完）が行われるようになりました。

●欠測値の補完方法

大きく分けると，一つの値を入れる**単一代入法**と，複数のデータセットを作成する**多重代入法**があります（**表2**）。

表2 欠測値の補完方法

①**単一代入法**
（1）平均値：平均値を代入する
（2）Hot deck：同じデータセットから背景データが類似した患者データを当てはめる
（3）Cold deck：ほかのデータセットから背景データが類似した患者データを当てはめる
（4）Last Observation Carried Forward（LOCF）：欠測前に得られた最後の観測値を欠測値として用いる
（5）重回帰方程式による推測：データがある患者データから欠測値を重回帰方程式を使って推定する
②**多重代入法**
MARの場合，欠測データの分布から独立かつ無作為に抽出された複数回のシミュレーションを行い，複数個の完全データセットを作成する。各データセットに対して解析を行い，結果を統合する

Part 4 コホート研究

●近年は多重代入法が使用される

　例えば，eGFRのデータ1,000人分に平均値を1,000人分追加してみます（**図1**）。すると，平均値だけ突出していて補完としてはうまく機能していません。

　平均値だけには影響は少ないですが，平均値以外の統計量に影響する，各患者の背景データが反映されていない，正確な平均値とは言い切れないなどの問題点があります。

　欠測値の種類によって代入法を考える必要があります。近年は多重代入法が使用されるようになってきました。また，10%以上が欠測している変数は多くの場合使われません。欠測値が多すぎると正確な補完がしにくくなります。

図1 平均値代入法によるeGFRの分布

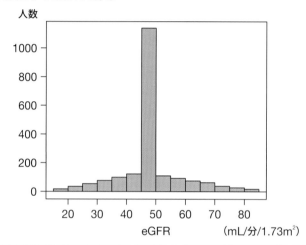

> **bootstrap法**
>
> 　例えば，母集団の統計量を推定したいけれど分布が未知の場合はしばしばあります。そこで，この分布をコンピュータ・シミュレーションによって見積もる方法がbootstrap法です。
>
> 　具体的には，1つのデータセットから復元抽出を繰り返して大量の標本を生成します（リサンプリング）。次に，それらのデータセットごとに統計量の推定値を計算すると統計量の分布を知ることができます。これによって，母集団の性質やモデルの推測の誤差などの分析が可能になります。

文献

1. Little RJ, et al. The prevention and treatment of missing data in clinical trials. N Engl J Med. 2012; 367: 1355-60.

次は解析方法について書いてあります。**ロジスティック回帰分析**ですね。

Therefore, we examined the correlations between the study variables and primary endpoint using a logistic regression model for bivariable and predetermined multivariable data analysis. In the multivariable model we partially adjusted the odds ratios: age was adjusted for sex, smoking status, and obesity; sex was adjusted for age, smoking status, and obesity; smoking status was adjusted for age, sex, and obesity; obesity was adjusted for age, sex, and smoking status; and the other covariates were adjusted for age, sex, smoking status, and obesity. （Kuderer NM, et al. *Lancet*. 2020; 395: 1907-18.）

 どのように調整したのか書いてあります。

 どのような変数を調整因子として投入するかは，その研究の課題によって変わります。検討する変数すべてを投入する研究は多いですが，交絡を調整することを医学的に考慮して選択したものだけを投入することも，この研究のように可能です。

 変数を絞るシチュエーションはほかにもありますか？

 サンプルサイズと変数の数も考えなくてはいけません。
ロジスティック回帰モデルやCox比例ハザードモデルを考える際には，独立変数1つあたりについて，透析導入や死亡などのイベント数が少なくとも10例は必要になります。
例えば，10の変数を投入したいのであれば，100のイベントが必要になります。もし，イベント発生リスクが10％であれば，その10倍になるので全体で1,000人必要になります。
このように変数の数とサンプルサイズの条件を満たせなければ，投入する変数の数を絞らなくてはいけません。

小さなサンプルサイズの研究では投入できる変数の数が制限されることになりますね。

 もしかして，STATISTICAL ANALYSISの初めのころに書いてあったことでしょうか？

Because of the possibility of a small number of events (deaths), we prespecified the potential prognostic variables for the primary outcome using clinical knowledge and allowable complexity of the model (ie, the number of covariates and degrees of freedom) on the basis of an effective sample size. (Kuderer NM, et al. *Lancet*. 2020; 395: 1907-18.)

 そうです。さらっと書いてありますが，その背景は深いのです。このようにモデルを作ることが難しいときには，無理にすべての変数を投入しようとするのではなく，医学的な重要性を最優先しなければなりません。

多変量解析のモデリングと交互作用

●重回帰分析の場合

　多変量解析では交絡だけではなく，交互作用も扱えます。例えば，回帰分析では性別や糖尿病の有無などある因子ごとに回帰直線を描き，傾きを比較します。平行であれば交互作用は存在しませんが，そうでなければ存在します。

　重回帰分析では，変数x_1とx_2の交互作用を考える場合，変数x_1とx_2の積項をモデルに投入し検討します。

$$y＝\beta_0＋\beta_1 x_1＋\beta_2 x_2＋\beta_{12} x_1 x_2$$

式を変形すると

$$y＝(\beta_1＋\beta_{12} x_2)x_1＋\beta_0＋\beta_2 x_2$$

となります。ここで，x_2を糖尿病の有無とすると，糖尿病なし（$x_2＝0$）では，

$$y＝(\beta_1)x_1＋\beta_0$$

となります。また，糖尿病あり（$x_2=1$）では，

$$y=(\beta_1+\beta_{12})x_1+\beta_0+\beta_2 \text{となります。}$$

つまり，x_1の係数がx_2によって変化することがわかります。この方法は，ロジスティック回帰モデルでも同様です。

●交互作用が有効かどうかをどう判定する？

交互作用を評価する際には，$\beta_1 x_1 + \beta_2 x_2 + \beta_{12} x_1 x_2$のように，$x_1 x_2$だけでなく，$x_1$と$x_2$も必ずモデルに投入しておく必要があります。先ほど述べたような理由で係数が変化するので，$\beta_1 x_1 + \beta_{12} x_1 x_2$や$\beta_{12} x_1 x_2$だけのように，一部を投入しても交互作用を評価することができません。3つの項がセットになっています。

この交互作用が有効かどうかは$x_1 x_2$が統計学的に有意かどうかで判定します。もし$\beta_{12} x_1 x_2$が有意であれば残します。また有意でなければ，$\beta_{12} x_1 x_2$を除いて，$\beta_1 x_1 + \beta_2 x_2$を再度作り直し評価します。$\beta_1 x_1$が有意であれば残し，そうでなければ削除します。$\beta_2 x_2$についても同様です。

●変数減少法と変数増加法

このように変数を交互作用項から評価して減らしていく方法を**変数減少法**とよびます。変数減少法は，交互作用項を含んだすべての変数を投入したフルモデルを評価して，そこから徐々に変数を減らします。

また，**変数増加法**では，$\beta_1 x_1$，$\beta_2 x_2$と徐々に投入する変数を増加します。変数増加法でも交互作用を評価することはできますが，煩雑になるため，慣れないうちは変数減少法がやりやすいかもしれません。

さらに，統計ソフトによっては自動的に変数選択を行うものもありますが，変数の医学的重要性を考慮しておらず，重要なモデルを見逃すことがあるため，お勧めできません。統計ソフトの説明書を十分に読みましょう。

---

variance inflation factor（VIF）

多変量解析のモデルで独立変数の間に強い関係があるとき共線性があるといい，多数あると多重共線性があるといいます。この多重共線性があると解析結果がゆがめられてしまいます。VIFはそれを判定するための指標です。値が大きい場合はその変数を分析から除いたほうがよいことが多いです。

1,035人中928人が解析対象になっています。Died, Met composite endpoint, Admitted to an ICU, Required mechanical ventilationといった予後と，年齢，性別，人種などの変数との関係についてまとめられています。例えば，年齢については，65歳未満，65～74歳，75歳以上の各カテゴリーで，死亡した人数がまとめられており，75歳以上の方の死亡率が高かったことがわかります。

このような基本的な情報から，変数がどのように予後に影響するのか，大体の関係性がわかりますね。

 このデータは交絡因子の影響を受けている可能性がありますね。

 その通り！

None of the potential prognostic variables had a missingness rate of more than 10% and all were therefore included in the multivariable models.・・・Goodness of fit was similar across the fitted models, with an average C-statistic value of 0·75 (95% CI 0·71–0·80). None of the variance inflation factors except for comorbidity was greater than five, indicating that significant multicollinearity was not present in the models, with this exception. (Kuderer NM, et al. *Lancet*. 2020; 395: 1907-18.)

背景因子で調整した多変量ロジスティック回帰分析を使っています。そして，欠測値やモデルの**goodness of fit**，**C-統計量**，そして**多重共線性**について説明してあります。

 方法での伏線を回収していますね。

 結果はこちらのforest plotにまとめてあります（図1）。

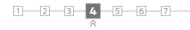
図1 30日間の全死亡に関係する危険因子（文献1より転載）

ECOG, Eastern Cooperative Oncology Group.

調節した因子: *, sex, smoking status, and obesity; †, age, sex, smoking status, and obesity; ‡ age, sex, and obesity; §, age, sex, and smoking status.

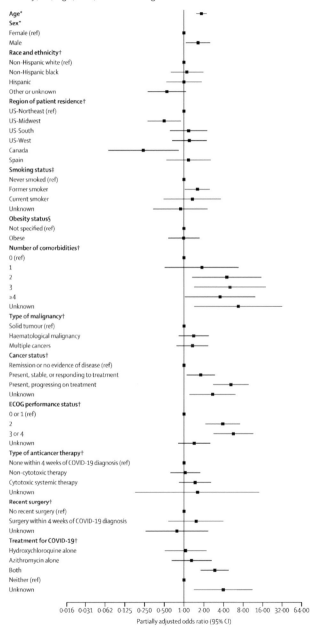

コホート研究

131

この95％CIのラインが真ん中のオッズ比1.0とクロスしている変数は，*p*<0.05ではないということですよね。

 そうです。

 図1によると，race and ethnicity, obesity status, type of malignancy, type of anticancer therapy, そしてrecent surgeryは30日以内の全死亡に関係していませんでした。そしてほかの因子は予後に関係していました。

 この変数のなかで，Treatment of COVID-19をみてみると少し変です。Hydorxychloroquine aloneおよびazithromycinいずれも使用していないグループに比べて，両方を使用したグループが高リスクになっています。両方で治療するとよくなるどころか悪化するのでしょうか？

 この解釈は難しいですね。観察研究では，両方の治療が実施された患者＝より重症な患者，というバイアスが完全に補正できないことで，治療されている患者のほうが，より予後が悪いという結果にみえてしまうことがあります。これについては，Research in contextにも書いてあります。

we cannot formally ascertain if the combination of hydroxychloroquine and azithromycin gives any clinical benefit or overall harm to patients, given the non-randomized nature of the study, and the possibility of other potential clinical imbalances. （Kuderer NM, et al. *Lancet*. 2020; 395: 1907-18.）

 このような結果は，調整していても発生するのでしょうか？

 そうです。観察研究でははっきりさせることができないので，医学的見地から解釈しなくてはいけません。そのために，**ランダム化比較試験**が必要になります。

 なるほど！　観察研究の限界ですね。

 細かいところまで考慮されていて，深かったです。

goodness of fit

　モデルがデータにどの程度あてはまっているか，モデルの適合度のこと。

C-統計量

　モデルの予測の精度を表す指標。これはreceiver operating characteristic（ROC）曲線下の面積（area under the ROC curve；AUC）に一致する。Cox比例ハザードモデルにも同様の指標がある。

文献

1. Kuderer NM, et al: COVID-19 and Cancer Consortium. Clinical impact of COVID-19 on patients with cancer (CCC19): a cohort study. Lancet. 2020; 395 :1907-18.

Part 4

コホート研究

まとめよう！　　　Part 4

01 論文のPECOがわかる。

02 コホート研究のデザインを説明できる。

03 バイアスと交絡について説明できる。

04 t検定，one-way ANOVA，重回帰分析，一般化線形モデルについてわかる。

05 ロジスティック回帰モデルについて説明できる。

06 ロジスティック回帰モデルとオッズ比の関係を説明できる。

07 欠測値の種類がわかる。

5

傾向スコア

目標

観察研究にはRCTとは違い，2群の患者背景に違いが
生じるため交絡などの問題が生じます。そこで，2群
の患者背景を小さくし，因果効果を推定するために傾
向スコアが，近年使われるようになってきました。
数学的な背景があるので難しい面もありますが，重要
な解析方法ですので頑張りましょう！

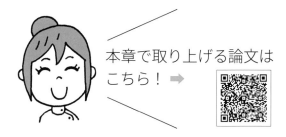

本章で取り上げる論文は
こちら！➡

今，多枝冠動脈疾患の治療法の論文を読んでいます。わからないところを教えてください。

 何でも聞いてください。

 傾向スコアって何ですか？

 ギブアップです。

 はや！　箱ひげ先生に聞いてみます。

 お，オッズ田先生とP値子先生ですね。近頃，2人ともよく勉強していると先生方から聞いていますよ。

 箱ひげ先生，傾向スコアについて教えてください。

 唐突ですね。何の論文を読んでいるのかな？

 "Everolimus-Eluting Stents or Bypass Surgery for Multivessel Coronary Disease" という論文です。

 Bangalore S, et al. Everolimus-eluting stents or bypass surgery for multivessel coronary disease.
N Engl J Med. 2015; 372: 1213-22. PMID: 25775087

 研究の目的は何かな？

INTRODUCTIONに書いてあります。

Our objective was to evaluate the outcomes with CABG, as compared with PCI with the use of everolimus-eluting stents, in patients who had multivessel coronary artery disease. (Bangalore S, et al. *N Engl J Med* 2015; 372: 1213-22.)

 PECOをまとめてくれますか。

 Pは，多枝冠動脈疾患患者です。EとCは，coronary-artery bypass grafting（CABG）とエベロリムス溶出性ステントによる経皮的冠動脈インターベンション（percutaneous coronary intervention；PCI）です。Oは，**プライマリーアウトカム**として全死亡，**セカンダリーアウトカム**として，心筋梗塞，脳卒中，再血行再建術の発生率となっています。

 よし，そこまでわかっているのなら，方法と結果をみてみましょう。

 よろしくお願いいたします。

 どのような研究デザインかな？

 多枝冠動脈疾患患者のレジストリーデータを使っています。PCI群とCABG群を比較する**観察研究**になります。

 では，説明のために，例えば高血圧の治療をすることにしましょう。降圧薬Aの心血管疾患予防効果を評価したい。手元には高血圧患者のデータベースがあるとすると，どうやって解析するとよいでしょうか？

 降圧薬A群と使わない群を比較します。

 そうですね。
降圧薬をどうしても使わなくてはいけない患者というのはどういう患者でしょうか？　例えば収縮期180mmHg以上はどうかな？

 急いで投薬しなくてはいけません。

Part 5

傾向スコア

では，収縮期100mmHg未満はどうかな？

 必要ありません。むしろ下がりすぎて転倒などの危険性があります。

 そうです。降圧薬をどうしても使わなくてはいけない患者もいれば，不要な患者もいますね。

図1の青色の部分を降圧薬投与群，黄色の部分を投薬していない群としましょう。必ず投薬しなくてはいけない患者はこの青色だけの部分となります。そして，投薬不要な患者は灰色だけの部分となります。すると，この重なった部分はどういう患者群になるかな？

 投薬されたり，されなかったりする患者群です。

 つまり，投薬すべきかどうか明らかではない患者群ということですね。

図1 降圧薬投与患者の分布

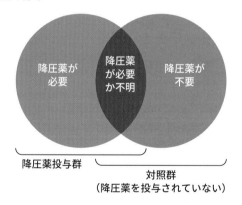

 この重なった部分は，臨床上の治療方針が明確でない患者群となるわけです。そこで，この部分の患者を抽出して，降圧薬Aの効果を評価することが重要になります。

 どのように抽出すればよいでしょうか？

 似たような背景因子をもつ患者を，投薬群と対照群からそれぞれ選んでペアにします。これを**マッチング**とよびます。

マッチング

対象を選択する際に，背景因子となりうる年齢，性別，投薬などの因子を，介入・曝露群と対照群で同じ割合となるように割り振ることです。これにより，**交絡因子**をある程度調節することができます。

先の例でいえば，ペアになった両群の患者をフォローして，アウトカムが発生するか比較すれば，降圧薬の効果がわかるということです。

> **マッチングの種類**
> 条件の対応する個人を選択する**個別マッチング**や，グループ全体で条件が対応するようにする**グループマッチング**があります。

傾向スコアとは

マッチングのときに使うのが，傾向スコアです。ある患者がある群に属する確率を表します。

実際に処方されているかは別として，例えば，ある高齢患者に高血圧が合併していれば降圧薬が処方されている確率は60％くらい，またほかの患者は少し若いので10％くらいと予想することができます。

つまり，処方されている傾向といえます。処方されている傾向が同じ60％でも，処方されている患者とされていない患者がいるということです（**図2**）。

例えば，天気予報で考えてみましょう。降水確率が60％でも，雨が降っている地域と降っていない地域がありますよね。この「60％」のような確率が，傾向スコアです。

図2 傾向スコア

患者Aさん

・80歳，男性
・心臓疾患の病歴あり
・高血圧
⇒降圧薬投与の確率は？ 60%

傾向スコア

患者Bさん

・45歳，男性
・心臓疾患の病歴あり
・高血圧
⇒降圧薬投与の確率は？ 10%

> さまざまな背景因子をまとめ，薬剤を投与する傾向を1つの数字（確率）として表したもの

患者Aさん　降圧薬あり

・80歳，男性
・心臓疾患の病歴あり
・高血圧

同じような背景因子から，降圧薬投与の確率はどちらも60％と予想できるが…

患者Cさん　降圧薬なし

・80歳，男性
・心臓疾患の病歴あり
・高血圧

> 傾向スコアが同じでも実際の投与状況は異なることがある

では，傾向スコアはどのようにして予想するのでしょうか？

 ロジスティック回帰モデルを覚えていますか？

 やったことは覚えています。確率を使って**オッズ比**を計算することができました。

 では，復習として，変数として性別x_1と年齢x_2を投入した簡単なモデルを考えてみましょう。

$$\frac{p}{(1\text{-}p)} = \exp(\beta_0 + \beta_1 x_1 + \beta_2 x_2)$$

だったね。これを変形して

$$p = \frac{1}{1+\exp-(\beta_0 + \beta_1 x_1 + \beta_2 x_2)}$$

となります。この性別x_1と年齢x_2にデータを入れることで，処方される確率pが各患者に計算されることになります。

 このロジスティック回帰モデルの作り方や制限は，通常のモデルの作り方と同じですか？

 通常のロジスティック回帰モデルは，係数がオッズ比に関係するので重要ですが，傾向スコアを求めるためのモデルは背景因子のバランスをとることが目的になるので，通常よりは制限はありません。投入する変数の数に制限はないし，多重共線性も気にしなくてよいです。

 簡単にできそうですね。

変数としてなんでも投入してよいわけではないです。

例えばID番号を0，1，……としたカテゴリー変数として投入したとしてみましょう。患者数が100であれば99個の変数ができ，全員を完璧に別の群に分けることができますね。すると図（→P.138 図1）で示した重なりの部分がすべてなくなってしまうため，傾向スコアの意味がなくなることになります。

このように，やみくもに変数を投入してはいけません。医学的に意味があるモデルを作ることが重要です。

わかりました。

傾向スコアを使う

●そもそも傾向スコアマッチングで何がわかるのか

臨床研究で，まったく同じ人で同時に投薬した場合と投薬しなかった場合を並行して比較できれば完璧ですが，実際には不可能です。

その点，RCTはランダムに割り付けることで背景因子の差をなくし，2群を同様にみなせるようにしています。しかし，観察研究はランダムに割付がされていないので困ってしまいます。

そもそも，投薬群は臨床上の必要性があるため投薬されているはずです。つまり，興味があるのは，「投薬されていた患者が，もし投薬されていなかったどうだろうか」ということになります。

しかし，**表1**の投薬群と対照群のパターンからもわかるように，投薬群において投薬されない場合のデータは存在しません。

表1 実際の降圧薬投与とデータの分布
傾向スコアマッチングは投薬群を評価する（水色）。

	投薬された場合	投薬されない場合	
投薬群	データあり	データはない（欠測）	← データがないので困る
対照群	データはない（欠測）	データあり	← データを代用する

そこで，対照群のデータから投薬群の患者背景に近い患者データを借りてくることになります。投薬するかどうかの判断の傾向をスコアにして，それを使って投薬群の特徴に近い患者を対照群から探し出し，ペアにするのです。それによって治療効果を評価することができます。これを**平均処置効果（average treatment effect on the treated；ATT）**とよびます。

●IPWでは傾向スコアをサンプル（人数）の重みとして利用する

　対象となる全患者について評価したい場合に使うのが**IPW（inverse probability weighting）**です（**IPTW（inverse probability of treatment weighting）**ともよびます）。

　マッチングのときに除外したような患者も対象とし，「投与群では観察されやすいが対照群では観察されにくい患者」や，逆に「介入群では観察されにくいが対照群では観察されやすい患者」も含めて解析することになります（●P.138 図1）。

　このIPWによって評価される効果の差を**平均処理効果（average treatment effect；ATE）**といいます。

　降圧薬使用の傾向スコアが同じ患者が何人かいたとしましょう。この患者達は，背景因子の分布が違う2群間に不均一に分布しています。

　そこで，**重み付き平均**のように解析します。患者に重みを付けるため，傾向スコアの逆数を取り，サンプルの少ない部分を重くします。

　例えば，降圧薬Aの使用に対する傾向スコアが0.8としてみましょう。降圧薬使用群の可能性が高いので，この患者が使用群であれば1/0.8＝1.25倍に，また，対照群であれば1/（1－0.8）＝5倍を重みとします。すると，あたかも患者数をそろえたかのように評価することができるというわけです。つまり，背景因子を整えて，2群の患者背景が等しい患者を同数そろえたかようになります。

●傾向スコア分析の限界

マッチングでは実際の患者のペアを作ることで，一方IPWは患者数をみかけ上増やしたかのようにすることで，同じような背景をもった患者数を2群でそろえることになります。

ただし，RCTとまったく同じように扱うことはできません。例えば，未測定の因子が存在する場合にはバイアスが存在し，結果が大きくゆがめられてしまうこともあります。観察研究の限界です。医学的に重要なデータをできるだけ集めて，未測定因子の影響を小さくすることが重要です。

傾向スコアは多変量解析や層別化解析でも使う

多変量解析では背景因子を投入することで調節することができますが，傾向スコアを使うことでよりよく調整ができ，便利なことが多いです。

ロジスティック回帰モデルでは，アウトカムがまれな場合にサンプルサイズが不足して，十分な数の交絡因子を投入できないことがあります。このような場合に，多くの変数から傾向スコアを作っておいてこれをロジスティック回帰モデルに投入しても，1個の変数にしかなりません。

つまり，多数の背景因子を1つの変数に圧縮することで，通常の多変量回帰分析よりも多くの患者情報を考慮した解析ができるのです。

層別化解析でも使えます。この場合は，傾向スコアを層に分けて，層ごとに治療効果を算出し，重み付き平均して統合します。全対象を解析に含めることができるというメリットがあります。

Part 5

傾向スコア

143

よし，傾向スコアの概論はこれまでにしよう。論文を読んでみましょう！

 はい！

 では，STATISTICAL ANALYSISを読もう。これは大丈夫ですね。

Given the differences in the baseline characteristics between eligible participants in the two groups, propensity-score matching was used to identify a cohort of patients with similar baseline characteristics. (Bangalore S, et al. *N Engl J Med.* 2015; 372: 1213-22.)

 はい。PCI vs CABGを行った確率ということが書いてあります。

The propensity score is a conditional probability of having a particular exposure (PCI with everolimus-eluting stents versus CABG) given a set of baseline measured covariates. (Bangalore S, et al. *N Engl J Med.* 2015; 372: 1213-22.)

 よし，次はどうでしょうか。

The propensity score was estimated with the use of a nonparsimonious multivariable logistic-regression model, with PCI with the use of everolimus-eluting stents as the dependent variable and all the baseline characteristics outlined in Table as covariates. (Bangalore S, et al. *N Engl J Med.* 2015; 372: 1213-22.)

 傾向スコアは多変量ロジスティック回帰モデルを用いて求められていて，そのモデルではPCIを従属変数とし，全背景因子を投入したとのことです。

すいすい進みますね。

 次の文章のマッチングが1：1であることはわかりますが，そのほかの部分がよくわかりません。

Matching was performed with the use of a 1:1 matching protocol without replacement (greedy-matching algorithm), with a caliper width equal to 0.2 of the standard deviation of the logit of the propensity score. （Bangalore S, et al. *N Engl J Med*. 2015; 372: 1213-22.）

 うむ，ここは傾向スコアのマッチングの仕方の説明が必要ですね。
マッチングにはいくつか方法があり，その一つが**greedy matching**です。**図1**は，降圧薬投与群と対照群での傾向スコアの分布を表しています。○が患者です。傾向スコアが近い患者とペアを組むことになります。もちろん傾向スコアが遠いためペアになれない者もいます。

 小中学校でのフォークダンスのペア探しみたい。

 ペアがいなかった……。

conditional probability（条件付き確率）
　ある事象Bが起こるという条件下での別の事象Aの確率のこと。

nonparsimonious multivariable logistic-regression model
　"parsimonious"とは，英和辞書によると，極度に倹約な，けちん坊の，しみったれたの意味とあります。統計モデリングでは，変数を選択して変数の数を減らしたモデルのことを指します。Nonparsimonious multivariable logistic-regression modelは，変数の数を制限しない多変量ロジスティック回帰モデルということになります。

145

僕にもペアはいました。気にすることはありませんよ。オッズ田青年！ペアとなれる傾向スコアの範囲は制限されていて，**キャリパー（caliper）**はその範囲を表します。キャリパーの設定は，この図のように傾向スコアでマッチングする場合には，傾向スコアの標準偏差の0.2倍とすることが多いです。また，この論文のように，傾向スコアのロジット変換値

$$\log \frac{\text{傾向スコア}}{(1-\text{傾向スコア})}$$

でマッチングを行い，その標準偏差の0.2倍にキャリパーを設定することもあります。

図1 傾向スコアとマッチング

○はペアになれた患者，×はペアになれなかった患者を示す。
この図は傾向スコアでマッチングしているので，キャリパーは傾向スコアの標準偏差の0.2倍に設定される。

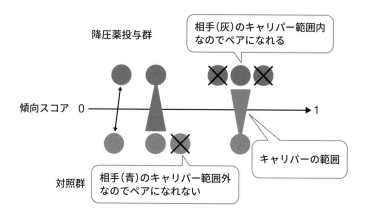

マッチングのアルゴリズム

Greedy matchingのほか，Optimal matchingやMahalanobis metric matchingなどもあります。マッチングを行う際には，モデルやアルゴリズムによって結果が異なることもありますので注意しましょう。

次の文章では，マッチングの前後の背景因子の偏りを評価しているようですが，Standardized differenceがピンときません。

> Standardized differences were estimated for all the baseline covariates before and after matching to assess prematch imbalance and postmatch balance. Standardized differences of less than 10.0% for a given covariate indicate a relatively small imbalance.
>
> (Bangalore S, et al. *N Engl J Med*. 2015; 372: 1213-22.)

 傾向スコアマッチングは，2群の背景因子をバランスよく配分するために行っていましたね。そこで，マッチングの前後のバランスを**標準化差 (standardized difference)** で評価します。例えば血圧のような連続変数の平均値を比較するときには，次のように計算します。

$$d = \frac{\left| BP投与群 - BP対照群 \right|}{\sqrt{\dfrac{s^2投与群 + s^2対照群}{2}}}$$

BPは各群の血圧の平均値，s^2は分散を表します。

標準化差の基準は10％にすることが多く，$d<0.1$ならバランスが取れています。もし，$0.1 \leqq d$ならば，バランスがうまく取れていないことになるので，傾向スコアマッチングを再検討することになります。

 普通にt検定やカイ二乗検定で比較してはだめでしょうか？

 p値は症例数が大きくなると，自動的に小さくなってしまう性質があります。例えば何万人も参加している研究では，小さな違いでもほとんど有意差がついてしまいます。これは好ましいことではありません。

 なるほど，標準化差は，サンプルサイズに左右されることがないですね。安定した比較ができますね。

ここでRESULTSの表をみてみましょう(**表1**)。
Before Matchingでは，Hispanic ethnic groupのstandardized
differenceが11.4%だったのが，After Matchingでは0.0%になっています。

ほかの因子のstandardized differenceも10.0%未満になって，差がなく
なっています。マッチングがうまくいったということですね。

表1 baseline characteristics before and after propensity-score matching
（文献1より改変引用）

Characteristic	Before Matching			After Matcing		
	PCI (N=16,876)	CABG (N=17,943)	Standardized Difference %	PCI (n=9,223)	CABG (n=9,223)	Standardized Difference %
Age						
Mean (yr)	65.0±11.2	65.3±10.6	2.4	65.1±11.1	65.1±11.1	0.5
Distribution (%)						
＜59 yr	32.2	29.4	6.0	31.2	30.7	0.9
60–69 yr	31.8	33.9	4.4	32.8	33.1	0.6
70–79 yr	25.6	27.5	4.5	26.4	26.0	0.8
≥ 80 yr	10.4	9.1	4.4	9.6	10.1	1.6
Sex（%）						
Male	70.8	74.2	7.7	72.6	72.9	0.7
Female	29.2	25.8	7.7	27.4	27.1	0.7
Body-surface area (m²)	2.03±0.27	2.04±0.27	＜0.1	2.04±0.27	2.04±0.27	0.2
Hispanic ethnic group (%)	12.4	8.9	11.4	11.0	11.0	0.0

カテゴリー変数での**standardized difference**

性別のようなカテゴリー変数では割合を使って計算します。各群の男性の割合を
rateとすると以下の式で表されます。

$$d = \frac{|\, rate投与群 - rate対照群 \,|}{\sqrt{\dfrac{rate投与群(1-rate投与群) + rate対照群(1-rate対照群)}{2}}}$$

式は難しいですが，統計ソフトを使うと自動的に計算されます。お使いの統計ソ
フトで計算できるか確認しましょう。

文献
1. Bangalore S, et al. Everolimus-eluting stents or bypass surgery for multivessel coronary disease.
N Engl J Med. 2015; 372: 1213-22.

→ カテゴリー変数の比較を勉強しよう

 次のパラグラフへ進みます。マッチングを考慮した比較を行っています。

In the matched cohort, paired comparisons were performed with the use of McNemar's test for binary variables and a paired Student's t-test or paired-sample test for continuous variables. （Bangalore S, et al. *N Engl J Med*. 2015; 372: 1213-22.）

この**McNemar's test**がよくわかりません。

 カテゴリー変数の比較について勉強する必要があります。まず，通常の マッチングしていないコホート研究を考えましょう。

この場合に，2×2の表を書いてみると，群とアウトカムの発生で構成さ れています(**表1**)。この表のポイントは行が，投薬群と対照群になってい て，列がアウトカムの発生率となっていることです。そして，**カイ二乗 独立性の検定**を行うことができます。

表1 通常のコホート研究

	アウトカム発生 あり	アウトカム発生 なし	合計
投薬群	a	b	a+b
対照群	c	d	c+d
合計	a+c	b+d	a+b+c+d

リスク比とオッズ比の計算方法は以下の通り。

投薬群のリスク $= \dfrac{a}{a+b}$　　　対照群のリスク $= \dfrac{c}{c+d}$　　　リスク比 $= \dfrac{\frac{a}{a+b}}{\frac{c}{c+d}}$

投薬群のオッズ $= \dfrac{a}{b}$　　　対照群のオッズ $= \dfrac{c}{d}$　　　オッズ比 $= \dfrac{\frac{a}{b}}{\frac{c}{d}} = \dfrac{ad}{bc}$

なるほど。この表を使うと，投与群と対照群のアウトカム発生のリスク比やオッズ比を計算できます。

 しかし，マッチングをした場合には，この表を使ってカイ二乗独立性の検定を行うことはできません。

 なぜですか？

 投与群と対照群にマッチングした同じような患者のペアが含まれているので，独立とはいえないからです。
そこで，マッチングを考えると，別の表になります(**表2**)。行列が投与群と対照群となっていることに注意しましょう。

表2 マッチングした場合

マッチングしたペアの投与群の患者にアウトカム発生し，対照群の患者にも発生したとすると，このペアはAに分類される。また別のペアでも同様に分類される。A〜Dにはペアの数が入る。

		対照群	
		アウトカム発生あり	アウトカム発生なし
投与群	アウトカム発生あり	A	B
	アウトカム発生なし	C	D

 ペアになっていることをこのように表現するのですね。

 ここでは，投与群と対照群としましたが，治療前後や検査官A・Bなどの場合でも，ペアの片方ずつを，それぞれ行と列にすればよいです。このような場合には，**マクネマー検定**を行います。

 なるほど，ペアであることはほとんど同じ患者としてとらえることになるので，そのような検定が必要になるのですね。

カイ二乗（χ^2）独立性の検定

2×2の表のようにまとめた表をクロス集計表とよびます。この表で，行・列に配置した要因が互いに独立かを検定するときには，カイ二乗検定を行います。

仮説は以下のようになります。

帰無仮説：行・列の度数配置は互いに独立である（関連がない）。

対立仮説：偏りがある（関連がある）。

ここで以下のようなデータが得られたとしましょう。

	アウトカム発生あり	アウトカム発生なし	合計
投薬群	a	b	a+b
対照群	c	d	c+d
合計	a+c	b+d	a+b+c+d = N

次に，各セルがどのような値をもつことができるか，合計の部分をもとに期待値を推計します。

	アウトカム発生あり	アウトカム発生なし	合計
投薬群	Ea=(a+c)(a+b)/N	Eb=(a+b)(b+d)/N	a+b
対照群	Ec=(a+c)(c+d)/N	Ed=(c+d)(b+d)/N	c+d
合計	a+c	b+d	a+b+c+d = N

そして，期待値と実施のデータの差を比べます。

$$\chi^2 = \frac{(a-Ea)^2}{Ea} + \frac{(b-Eb)^2}{Eb} + \frac{(c-Ec)^2}{Ec} + \frac{(d-Ed)^2}{Ed}$$

$$= \frac{(ad-bc)^2 N}{(a+b)(c+d)(a+c)(b+d)}$$

2×2分割表では，χ^2値は自由度1のχ^2分布に従うことを使います。

自由度1，片側，有意水準0.05のχ^2値は3.84です。χ^2値が3.84よりも大きければ，帰無仮説は棄却されます。投薬とアウトカムの発生に関係があることになります。

この例では2×2の表を使いましたが，m×nの表でも同様に計算することができます。その際には，自由度が（m−1）×（n−1）のカイ二乗分布を用いて検定を行うことになりますので，有意水準0.05のχ^2値が変わります。注意してください。

また，各セルのうち期待値が小さい（5以下）ものが存在する場合には，Fisherの正確確率検定を用います。この方法では全ての組み合わせを考慮して確率を計算します。

Part 5

傾向スコア

マクネマー(McNemar)検定

対応のある場合の母比率の差の検定を行う際には，マクネマー検定を用います。

		対照群	
		アウトカム発生あり	アウトカム発生なし
投与群	アウトカム発生あり	A	B
	アウトカム発生なし	C	D

仮説は以下の通り。

帰無仮説：投与群の有効率＝対照群の有効率

対立仮設：投与群の有効率≠対照群の有効率

ここで，表のAとDは投与群と対照群で共通しているので，BとCに差があるかどうか検定すればよいことになります。

$$\chi^2 = \frac{(b-c)}{b+c}$$

このχ^2値に対して，自由度1，有意水準0.05のχ^2分布を用いて判定します。

次もマッチングについて考慮していることが書かれているようです。

The comparative risks of primary and secondary outcomes were further adjusted for in the matched cohort with the use of a Cox proportional hazards regression model that was stratified on the matched pair to preserve the benefit of matching.

(Bangalore S, et al. *N Engl J Med*. 2015; 372: 1213-22.)

 マッチングしたペアごとに層別化して**Cox比例ハザード回帰モデル**を解析しています。層別化しても**ハザード比**は共通していると仮定しています。数式は難しくなるので割愛しますが，統計ソフトを使うと簡単に計算することができますよ。

 オッズ比もペアを考慮しなくてはいけませんか？

 この流れからすると，そうなります。オッズ比の計算は簡単にできるからやってみましょう。通常のオッズ比の計算はすでにできるようになっているはずですね（→P.149 表1）。では，マッチングした表で計算しましょう（→P.150 表2）。下のようになります。

$$オッズ比 = \frac{B}{C}$$

 簡単な計算ですね！

 95％ CI も手計算することができます。一度やっておくといいですよ！

通常のオッズ比の場合：$\dfrac{ad}{bc} \times \exp\left(\pm\sqrt{\dfrac{1}{a} + \dfrac{1}{b} + \dfrac{1}{c} + \dfrac{1}{d}}\right)$

マッチングした場合：$\dfrac{B}{C} \times \exp\left(\pm 1.96\sqrt{\dfrac{1}{B} + \dfrac{1}{C}}\right)$

はい。時間があるときにやってみようと思います。

 結局やらないのよね。

 ぐぬぬ。

 RESULTSの表には，さまざまなアウトカムについてハザード比がまとめられています（表2）。Myocardial infarctionとRevascularizationのリスクは，PCIのほうがCABGよりも統計学的有意に高く，StrokeはCABGのほうがPCIよりも高い結果でした。死亡については統計学的有意差を認めませんでした。

表2 Risk of primary and secondary outcomes in the propensity-score-matched cohort

Outocome	No. of Patients With Event	Event Rate %/yr	Hazard Ratio (95% CI)	*p* Value
Death				
PCI	768	3.10	1.0 (0.93–1.17)	0.50
CABG	815	2.86	Reference	
Myocardial infarction				
PCI	462	1.87	1.51 (1.29–1.77)	<0.001
CABG	322	1.13	Reference	
Stroke				
PCI	178	0.72	0.62 (0.50–0.76)	<0.001
CABG	277	0.97	Reference	
Revascularization				
PCI	1793	7.25	2.35 (2.14–2.58)	<0.001
CABG	883	3.10	Reference	

（文献1より一部改変引用）

 ここまで読めるようになれば，後は2人で読めますね。

 ありがとうございました！

層別化Cox回帰モデル

マッチングした場合以外でも層別化Cox回帰モデルを使うことはできます。例えば，治療効果が性別によって異なるとしましょう。このような場合には，治療効果と層に交互作用が存在したモデルを考えて解析を行います[2]。解析したいモデルを適切に作成することが重要です。

マッチングしたデータのロジスティック回帰モデル

マッチングしたデータのロジスティック回帰モデルは，症例対照研究やペアマッチした追跡研究で使われます[3]。マッチした変数およびマッチングに使用していない変数を加えて調整してロジスティック回帰分析を行います。投入する変数は，研究デザインによって異なりますので注意しましょう。

マッチングを考慮しない解析を行う研究もある

傾向スコアマッチングの研究でも，マッチングを考慮した解析を行わずに同様の結果が得られる場合も多いため，マッチングを考慮しない解析を行っている研究もあります。また，マッチングに関しては，**一般化推定方程式（generalized estimating equation；GEE）**を用いて解析することもあります[3]。覚えておきましょう。

文献
1. Bangalore S, et al. Everolimus-eluting stents or bypass surgery for multivessel coronary disease. N Engl J Med. 2015; 372: 1213-22.
2. Kleinbaum D, Klein M, 神田英一郎・藤井朋子訳. エモリー大学クラインバウム教授の生存時間解析. サイエンティスト社; 2015.
3. Kleinbaum D, Klein M, 神田英一郎監訳. 初心者のためのロジスティック回帰分析入門. 丸善書店; 2012.

まとめよう！

Part 5

01 ロジスティック回帰モデルと傾向スコアの関係が説明できる。

02 傾向スコアを用いたマッチングの仕方がわかる。

Part 5 傾向スコア

6

ベイズ統計

目 標

これまで学んできたt検定や回帰分析などの統計解析モデルには，さまざまな前提条件があり，解析できるデータの種類に限りがあります。そこで，近年コンピュータの発達とともにシミュレーションを用いるベイズ統計学が発達し，実用化されてきました。
この方法は，診断学の考え方にも関係するだけでなく，人工知能の基盤にもなっています。

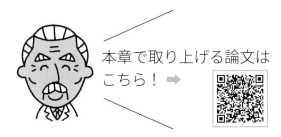

本章で取り上げる論文はこちら！ ➡

1 ベイズ統計を使う研究デザイン

→ 傾向スコアマッチングを押さえる

 この前，箱ひげ先生に**傾向スコア**を教えていただいたから，同じような論文を読もうと思うんだ。

 勉強熱心ですね。

 COVID-19は，severe acute respiratory syndrome coronavirus 2（SARS-CoV-2, 新型コロナウイルス）によって引き起こされるよね。

 そうですね。Angiotensin-converting enzyme 2（ACE2）は酵素というだけでなく，ウイルスの受容体として感染に関係していますね。

 renin-angiotensin-aldosterone system（RAAS）阻害薬は，ACE2の発現増加に関係している可能性があるといわれている。そこで，RAAS阻害薬とCOVID-19の発症に関係があるのではないかと，臨床疑問をもったんだ。

 それで調べてみたと。

 そして，論文"Renin-Angiotensin-Aldosterone System Inhibitors and Risk of Covid-19"をみつけた。
ただいざ読んでみると，傾向スコアを使った研究なんだけど，**ベイズ統計（Bayesian statistics）**を使っていて，よくわからないんだ。

 Reynolds HR, et al. Renin-Angiotensin-Aldosterone System Inhibitors and Risk of Covid-19.
N Engl J Med. 2020; 382: 2441-8. PMID: 32356628

いつものパターンですね。箱ひげ先生に，聞いてみましょう。

 そうしよう。

（箱ひげ先生を訪ねる）

 箱ひげ先生，この論文に躓いています。

 研究の概略はわかっていますか？

 ABSTRACTに概略が記載されています。INTRODUCTIONの最後の段落にも記載されています。

We assessed the relation between previous treatment with ACE inhibitors, angiotensin-receptor blockers, beta-blockers, calcium-channel blockers, or thiazide diuretics and the likelihood of a positive or negative result on Covid-19 testing as well as the likelihood of severe illness (defined as intensive care, mechanical ventilation, or death) among patients who tested positive. (Reynolds HR, et al. *N Engl J Med.* 2020; 382: 2441-8.)

 よし，研究デザインについてまとめてください。

 対象は，COVID-19の検査(SARS-CoV-2 RNA)を受けた人です。そして，各種降圧薬の使用の有無について**傾向スコアマッチング**を行って，COVID-19検査の陽性率を比較しました。

 傾向スコアはどうやって求めたのかわかりますか？

Part 6

ベイズ統計

調べたい薬剤の投与について傾向スコアを求めて，最も近い値をペアにする**nearest-neighbor strategy**を使って，1：1でマッチングしています。傾向スコアについては別の論文を参考にしています[1]。
調整した因子は，下の通りです。

age; sex; race; ethnic group; body-mass index; smoking history; history of hypertension, myocardial infarction, heart failure, diabetes, chronic kidney disease, and obstructive lung disease; and other classes of medication

（Reynolds HR, et al. *N Engl J Med*. 2020; 382: 2441-8.）

この次のパラグラフからさっぱりです。

おそらくABSTRACTのMETHODSに書いてあるBayesian methodsに該当するところですね。ベイズ統計学は，通常の頻度流の統計学と違うから詳しい説明が必要ですね。

Using Bayesian methods, we compared outcomes in patients who had been treated with these medications and in untreated patients, overall and in those with hypertension, after propensity-score matching for receipt of each medication class.

（Reynolds HR, et al. *N Engl J Med*. 2020; 382: 2441-8.）

よろしくお願いいたします。

文献

1. D'Agostino RB. Propensity score methods for bias reduction in the comparison of a treatment to a non-randomized control group. Stat Med. 1998; 17: 2265-81.

まず，感度と特異度の復習です。検査と実際の疾患の関係を表にまとめよう。オッズ田先生書いてみよう。

 こうなります（**表1**）。

表1 疾患の有無と検査結果のパターン

		疾患		
		あり	なし	合計
検査	陽性	A 真陽性	B 偽陽性	A+B
	陰性	C 偽陰性	D 真陰性	C+D
	合計	A+C	B+D	A+B+C+D

 感度と特異度の計算は，説明できるかな。

 もちろんです！

$$感度＝A/(A＋C)，特異度＝D/(B＋D)$$

となります。

感度と特異度

感度が高い検査は，疾患にかかっている人をより確実に検出します。陰性であれば，その疾患である可能性が非常に低くなります。一方，特異度が高くなると，疾患にかかっていない人が，確実に排除されます。つまり，陽性であれば，疾患を強く示唆します。

このほかに，**陽性的中率**（positive predictive value；PPV）や**陰性的中率**（negative predictive value；NPV）などもあるので，押さえておきましょう。

カットオフ値を変えると，感度と特異度も変わっていくことになります。これを図示したものが，**受信者動作特性曲線**（receiver operating characteristic curve；ROC曲線）です（図1）。

●的中率

- 陽性的中率（positive predictive value；PPV）：検査結果が陽性であった人のうち，実際にその疾患にかかっている患者の割合です。
- 陰性的中率（negative predictive value；NPV）：検査が陰性の人のうち，どれだけ疾患なしの人がいるかを表します。
- 正確度：真陽性と真陰性が全体に占める割合です。機械学習でも使われます。
  表1を使うと計算方法はそれぞれ次の通りです。

$$PPV＝A/(A＋B)$$
$$NPV＝D/(C＋D)$$
$$正確度＝(A＋D)/(A＋B＋C＋D)$$

●ROC曲線

　ROC曲線はレーダーのオペレーターがノイズからシグナルを判別する能力の測定に用いられたことで名づけられました。

　図1では，縦軸に感度，横軸に1－特異度をとり，2つのROC曲線A，Bと斜めの点線が描かれています。点線上はいずれも，検査として診断的価値がないことを示します。ROC曲線はこの点線から離れれば離れるほど価値があることになります。この指標が**ROC曲線下面積（area under the curve；AUC）**です。

　感度，特異度ともに1となる場合（左上隅）に最も近い点が最適なカットオフポイントと考えられます。AUCは機械学習のモデルの性能評価でもしばしば使われます。

図1 ROC曲線

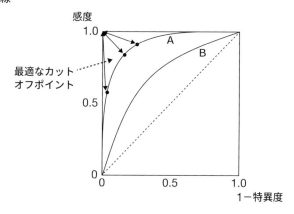

ベイズ統計学につながる重要な指標：尤度比（likelihood ratio）

●計算方法

臨床現場で検査をオーダーするのは，疾患かどうか判定するためです。つまり，検査後に陽性であった場合，疾患である確率が検査前とくらべてどの程度変化するかを知っておく必要があります。検査陽性の場合は**陽性尤度比**とよび，陰性については**陰性尤度比**とよびます。

計算方法は次の通りです。

$$陽性尤度比 = \frac{感度}{(1-特異度)} \qquad 陰性尤度比 = \frac{1-感度}{特異度}$$

$$= \frac{\dfrac{A}{A+C}}{\dfrac{B}{B+D}} \qquad\qquad = \frac{\dfrac{C}{A+C}}{\dfrac{D}{B+D}}$$

$$= \frac{A(B+D)}{B(A+C)} \qquad\qquad = \frac{C(B+D)}{D(A+C)}$$

●計算の使い方

疾患の検査前オッズは，疾患にかかっている確率をかかっていない確率で割ったものなので，$(A+C)/(B+D)$となります。疾患の検査後オッズは，検査で陽性になった場合，A/Bです。検査前オッズに陽性尤度比をかけてみると，検査後オッズとなります。

$$\frac{A+C}{B+D} \times \frac{A(B+D)}{B(A+C)} = \frac{A}{B}$$

つまり，検査を行うたびにその尤度比をかけることで，新しい検査後オッズを求めることができるのです。さらに，検査後確率は検査後オッズから求めることができます。

$$検査後確率 = \frac{検査後オッズ}{1+検査後オッズ} = \frac{A}{A+B}$$

尤度比は検査前確率とは関係なく検査自体に決まっているので，検査をオーダーする際に各検査の尤度比を考慮すると最小限の検査で鑑別できます。効率よく検査後オッズを求めることができる検査を選択すれば，最終診断までの時間もかかりませんし，費用も減ります。

Part 6

ベイズ統計

3 ベイズ統計学を知る②
ベイズの定理

→ 式での表し方とその考え方を押さえよう

ベイズ統計学は，トーマス・ベイズ(Thomas Bayes)が提唱した「**ベイズの定理**」を基本的な考え方とする統計学です。

では，ベイズの定理から説明しましょう。

ベイズの定理

●同時確率と条件付き確率の表し方

事象Aと事象Bが生じる場合を考えてみましょう（**図1**）。

事象Aと事象Bが同時に生じる確率を**同時確率**とよび，$P(A \cap B)$と書きます。Aを検査結果が陽性であること，Bをなんらかの疾患にかかっていること，というように置き換えてみるとわかりやすいでしょう。そして，Aが生じたもとでBが生じる確率を**条件付き確率**とよび，$P(B|A)$と書きます。

図1 AとBの発生の関係

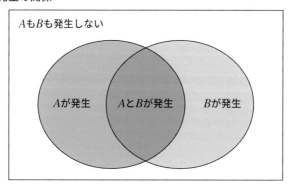

「Aが生じたもとで」というのは，Aを検査結果が陽性だったらどうか，ということです。

図1をよくみると，Aが確率$P(A)$で生じたとすると，$P(A \cap B)$は$P(A)$と$P(B|A)$の積

$$P(A \cap B) = P(A) \times P(B|A)$$

となっています。共通の部分をAが生じたとして考えるのです。するとBが生じたとして考えることもできます。

$$P(A \cap B) = P(B) \times P(A|B)$$

つまり，

$$P(A) \times P(B|A) = P(B) \times P(A|B)$$

となります。さらに変形して，

$$P(A|B) = \frac{P(A) \times P(B|A)}{P(B)}$$

逆のパターンも書くことができます。この式がベイズの定理です。

●式の考え方

AのもとでBが生じる確率$P(B|A)$と，AとBがそれぞれ生じる確率$P(A)$と$P(B)$から，BのもとでAが生じる確率$P(A|B)$を求めることができます。

　例えば，事前確立として，ある疾患の有病率，P(罹患)，を25%としましょう。罹患していない確率，P(健康)，は75%になります。この事前確率はデータを入手する前に想定している確率です。

　その疾患の診断薬があり，疾患にかかっている人が検査すると，90%の確率で陽性と判定され，かかっていない人に検査すると5%の確率で判定されるとしましょう。これをあてはめてみると，P(陽性|罹患)，P(陽性|健康) は，「罹患ないし健康な状態で，陽性になる確率」なので，それぞれ90%，5%となります。

$$P(\text{陽性}|\text{罹患}) = 0.9 \qquad P(\text{陽性}|\text{健康}) = 0.05$$

臨床で知りたいのは，検査で陽性になったときに罹患している確率です。しかし，その値はわかりません。そこで，ベイズの定理を使うことになります。

　検査で陽性になる確率と，罹患との関係を考えると，①罹患して陽性になった場合と，②健康であるにもかかわらず陽性になった場合があります。それぞれの確率の和がベイズの定理の右辺の分母になるので，

$$P(\text{罹患}) \times P(\text{陽性}|\text{罹患}) + P(\text{健康}) \times P(\text{陽性}|\text{健康})$$

です。ベイズの定理に当てはめてみると，

$$P(\text{罹患}|\text{陽性}) = \frac{P(\text{罹患}) \times P(\text{陽性}|\text{罹患})}{P(\text{罹患}) \times P(\text{陽性}|\text{罹患}) + P(\text{健康}) \times P(\text{陽性}|\text{健康})}$$

$$= \frac{0.25 \times 0.9}{0.25 \times 0.9 + 0.75 \times 0.05}$$

$$= 0.86$$

つまり，86%だとわかりました。

鑑別診断に使えるmaximum a posteriori（MAP）推定法

　前述の考え方は，ある疾患にいくつかの原因があるときにも応用でき，疾患の原因iの確率$P(\text{原因i}|\text{疾患})$も考えることができます。

$$P(\text{原因}_i|\text{疾患}) =$$

$$\frac{P(\text{原因}_i) \times P(\text{疾患}|\text{原因}_i)}{P(\text{原因}_1) \times P(\text{疾患}|\text{原因}_1) + P(\text{原因}_2) \times P(\text{疾患}|\text{原因}_2) + \cdots + P(\text{原因}_n) \times P(\text{疾患}|\text{原因}_n)}$$

　分母は，先で計算したようにすべてのパターンの確率の和になっています。一見複雑そうですが，落ち着いてみるとパターンを網羅しているだけだとわかります。

　この複雑な式は，原因ごとに作られます。すると，$P(\text{原因}_i|\text{疾患})$は全部でn個あり，そのうち最も事後確率が高いものを，主な原因として考えることができます。これを**maximum a posteriori（MAP）推定法**とよんでいます。

確率論の始まり

ベイズは18世紀に牧師の仕事をしながら「ベイズの定理」を発見しました。

ほかにも主な仕事をしながら統計学に貢献した偉人は何人かいます。例えば，17世紀の裁判官のピエール・ド・フェルマー（Pierre de Fermat）です。フェルマーの最終定理で知られていますね[1]。この定理だけでもいろいろな伝説がありますが，それだけでなく，彼がフランスの哲学者ブレーズ・パスカル（Blaise Pascal）と交わした書簡が確率論の始まりだともいわれています[2]。天才たちの知的な格闘で現代の統計学が作られているのは，面白いですね！

ベイズ統計学とスパムフィルター

ベイズ統計学は，今でこそ論文に使われるようになってきましたが，以前はほとんど使われていませんでした。恣意的な部分が存在するため（詳細は ➡P.169 ），従来の頻度流的な統計学と異なっており，好まれていなかったことが一因です。

しかし，コンピュータの発達により，アルゴリズムを使った莫大な計算量を伴うシミュレーションが可能になったため，21世紀になってしばしば使われるようになってきました。

例えば，Eメールのソフトには迷惑メールを重要なメールと判別する機能（スパムフィルター）がついていて，メールの文面に含まれる言葉を判別し，迷惑メールかそうでないかを判別します。振り分け対象となるメールの学習量が増えると判別精度が高くなるといった特徴をもち，判別を間違えた場合には，迷惑メールのボタンをクリックすると再学習を行います。

ベイズ統計学に基づいているので，ベイズフィルターとよばれています。

文献
1 サイモン・シン. フェルマーの最終定理. 新潮社; 2006.
2. キース・デブリン. 世界を変えた手紙-パスカル，フェルマーと〈確率〉の誕生. 岩波書店; 2010.

Part 6

ベイズ統計

4 | ベイズ統計学を知る③ ベイズ更新

→ 尤度についても押さえよう

 何回も検査を行った場合はどのように考えればよいですか？

 何回も繰り返せばよいわけです。先の例（→P.164）の続きとして，2回目に別の検査を行ったとしよう。疾患にかかっている人が検査すると80%の確率で正しく陽性と判定され，かかっていない人に検査すると10%の確率で誤って判定されるとしましょう。

$$P(陽性|罹患)=0.8$$
$$P(陽性|健康)=0.1$$

となりますね。ここで，事前確率は1回目の検査後の事後確率を使います。

$$P(罹患)=0.86$$
$$P(健康)=0.14$$

になる。これを同様に計算します。

$$P(罹患|陽性)=\frac{P(罹患)\times P(陽性|罹患)}{P(罹患)\times P(陽性|罹患)+P(健康)\times P(陽性|健康)}$$
$$=\frac{0.86\times 0.8}{0.86\times 0.8+0.14\times 0.1}$$
$$=0.98$$

98%になります。このように，検査を繰り返すたびにベイズの定理を使って事後確率が変わっていくことを，**ベイズ更新**とよんでいます。

 なるほど。検査のたびに，疾患の鑑別ができることになるのですね。先生，この1回目の検査の事前確率は25%としていました。この確率がわからないときはどうすればよいですか？

いい質問です。そのときは，教科書に記載されている一般的な有病率や何かの統計調査の結果を参考にすることができます。まったく手掛かりがなければ50％としてもよいです。

 1/2にするのは，すこし乱暴な気がします。

 「情報がなにもないのだから，とりあえず50％にしておく」というところがポイントで，**理由不十分の原則**といいます。とりあえず検査をしておいて，検査結果ごとに事実に合わせて更新を繰り返します。

 つまり，
50％の事前確率 → 1回目の検査 → 1回目の事後確率 → 2回目の検査 → 2回目の事後確率 → ・・・・ → 最終的な確率
ということですね。検査の順序は関係ないですか？

 関係しそうですが，関係しません。これは**逐次合理性**とよばれています。

 医学では，臨床での診断の考え方に似ていますね。

 このように，並んだ時系列情報によって確率が更新されるのは，例えば迷惑メールの判別や動画のようにデータが次々に発生する場合に解析しやすい方法といえるでしょう。人工知能では，このような考え方が応用されています。

オッズとベイズの定理

　検査で陽性だったときのオッズを事後確率から考えましょう。ここでは事後オッズとよぶことにします（**図1**）。

　まずベイズの定理から，P（罹患|陽性）とP（健康|陽性）を求めます。これを用いて，事後オッズP（罹患|陽性）/P（健康|陽性）を計算することができます。この際，計算の厄介なP（陽性）が消えます。式をよく見ると，

$$事後オッズ ＝ 陽性尤度比 × 事前オッズ$$

となっていることがわかりました。

Part 6

ベイズ統計

このようにオッズに陽性尤度比をかけることは，ベイズ更新を行っていることにつながっています。

図1 事前オッズから事後オッズを求める

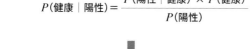

$$P(罹患 \mid 陽性) = \frac{P(陽性 \mid 罹患) \times P(罹患)}{P(陽性)}$$

$$P(健康 \mid 陽性) = \frac{P(陽性 \mid 健康) \times P(健康)}{P(陽性)}$$

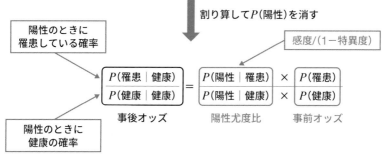

割り算して$P(陽性)$を消す

陽性のときに
罹患している確率

感度/(1－特異度)

$$\frac{P(罹患 \mid 健康)}{P(健康 \mid 健康)} = \frac{P(陽性 \mid 罹患)}{P(陽性 \mid 健康)} \times \frac{P(罹患)}{P(健康)}$$

事後オッズ　　　　陽性尤度比　　　事前オッズ

陽性のときに
健康の確率

尤度と最尤法

●尤度

　尤度は，あるパラメータがある値をとる場合に事象が起こりうる確率のこと。これではよくわからないので，コインを投げるとしましょう。表が出る確率はわからないので，pとします。10回投げて，裏表裏表裏裏裏表裏裏の順で3回表が出たとします。この確率は

$$L(p) = p^3(1-p)^7$$

と表され，これが**尤度**に相当します。

　ではこの$L(p)$が最大値となるpを求めましょう。このpで微分し，0になるpを求めます。

　まず，高校時代の難しい数字の授業を思い出します。

関数の積の微分：$y=f(x)g(x)$とすると，

$$y'=f'(x)g(x)+f(x)g'(x)$$

でした。次に，合成関数の微分：$y=f(g(x))$とすると，

$$y'=f'(g(x))g'(x)$$

でしたね。ここで，

$$y=x^3(1-x)^7$$

とすると，x^3の微分は$3x^2$で，$(1-x)^7$の微分は$-7(1-x)^6$となります。

$$y'=3x^2(1-x)^7-7x^3(1-x)^6$$
$$=x^2(1-x)^6(3-10x)$$

すると$y'=0$より，$x=0$，0.3，1となりますが，0と1はありえません。よって$p=0.3$になります。

●最尤法

　事象が観察される確率$L(p)$を最大にするような母数pを推定量に使う方法を**最尤法**，その推定量を**最尤推定量**とよびます。統計ソフトの計算で使われています。
　さて，ベイズの定理を見直してみます。

$$P(罹患|陽性)=\frac{P(罹患)\times P(陽性|罹患)}{P(陽性)}$$

　このとき，P（罹患）は事前確率，P（罹患|陽性）は事後確率となります。P（陽性|罹患）について考えましょう。あるパラメータ（病気に罹患しているかどうか）がある値をとる場合（罹患している）に事象が起こりうる（検査が陽性になる）確率ですので，尤度ということになります。そして，P（陽性）を**周辺尤度**とよびます。

$$事後確率=\frac{事前確率\times 尤度}{周辺尤度}$$

となります。

Part 6

ベイズ統計

では，論文を読みましょう。

まだ，早い。ベイズ統計学の入門編しか説明していないぞ。

なんと！

今までの説明では，事前確率は具体的な数値25％などとしてきました。しかし，具体的な値だけでは，応用範囲が狭くなってしまう。そこで，連続変数として考えてみましょう。

なるほど。

気分を変えて，ベイズの定理のAをθ，Bをxと置き換えてみましょう。両方とも確率変数です。

$$P(\theta|x) = \frac{P(\theta) \times P(x|\theta)}{P(x)}$$

となります。ここで，Pは確率ではなく**確率密度**となっていて，$P(\theta)$と$P(\theta|x)$は**確率密度関数**です。事前分布$P(\theta)$，事後分布$P(\theta|x)$，そして尤度$P(x|\theta)$も関数になっています。

$P(\ )$はそれぞれ別の関数になっています。$f(x)$などと表記することもありますが，ここではわかりやすさのためPのままとしておきます。

$P(x)$はどうなりますか？　前はすべてのパターンの確率を合計した気がします。

今回も同様です。ただ，連続変数になっているので積分します。

$$P(x) = \int_{\theta} P(x\,|\,\theta)P(\theta)d\theta$$

 急激に難しくなりました。

 「なにか足し算しているのだな〜」程度に思っておくと，気が楽になりますよ。
では，新薬を外来で処方し，その正確な治療効果は不明で確率θとしよう。実際に処方してみると，10人中6人に効果がありました。そのうえで，このθを求めたい。つまり，$P(\theta\,|\,6人に効果があったこと)$を知りたいとします。

 すると，xは6人に効果があったということになるので，尤度は$P(6人に効果があったこと\,|\,\theta)$となります。これに二項分布を考えると，

$$P(6人に効果があったこと\,|\,\theta) = {}_{10}C_6\theta^6(1-\theta)^4$$

となります。

 次に，事前分布$P(\theta)=1(0\leq\theta\leq1)$としてみましょう（**図1**）。これで分子の部分はそろいましたね。分母も検討しましょう。

図1 事前分布
一様分布を示す。

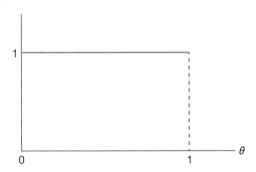

Part 6 ベイズ統計

$P(x)$のxを6人に効果があったこととして積分します。

$$P(x) = \int_0^1 P(6\text{人に効果があったこと} \mid \theta) P(\theta) d\theta$$

ですので,

$$P(x) = \int_0^1 {}_{10}C_6 \theta^6 (1-\theta)^4 \times 1 d\theta$$

$$= {}_{10}C_6 \times \frac{6!4!}{11!} = 1/11$$

となります。

確率密度関数

　さいころ目の1が出る確率は1/6となります。さいころの目は1, 2, 3, 4, 5, 6と,飛び飛びの値(**離散型確率変数**)となっています。一方,身長,体重などのように連続した値(**連続型確率変数**)もあります。

　身長170cmでも正確に測定すると170.0000001cmのこともあれば,169.999999cmのこともあります。そこで,170cmの出やすさを**確率密度**とよびます。この出やすさは身長に対する関数(**確率密度関数**)として表すことができます。

　連続型確率変数では,確率変数のある範囲の確率密度関数の下の面積を計算することで確率を求められます。つまり,ある一点の確率変数に対する確率は,幅が0なので確率も0となります。170cmである確率自体は確率0ですが,169cm以上171cm以下の面積として,確率を計算されます(**図2**)。

図2 確率密度関数と確率

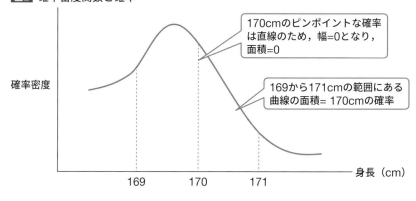

170cmのピンポイントな確率は直線のため,幅=0となり,面積=0

169から171cmの範囲にある曲線の面積= 170cmの確率

確率密度

169　170　171　身長(cm)

ベルヌーイ分布と二項分布

コインを投げると表と裏のいずれかが出ます。このように2種類の結果しか出ない試行を**ベルヌーイ試行**とよびます。1回目と2回目は関係なく（独立），表が出る確率pと裏が出る確率（$1-p$）は一定とします。表が出たときを1，裏が出たときを0とした場合の分布を**ベルヌーイ分布**とよびます。期待値はp，分散は$p(1-p)$となります。

ここで，n回コインをなげてk回表が出たとすると，その確率は，${}_nC_k p^k(1-p)^{n-k}$となります。この分布を**二項分布**とよびます。

積分の公式

mとnを0以上の整数とすると

$$\int_\alpha^\beta (x-\alpha)^m(\beta-x)^n dx = \frac{m!\,n!}{(m+n+1)!}(\beta-\alpha)^{m+n+1}$$

$\alpha=0$　$\beta=1$とすると

$$\int_0^1 x^m(1-x)^n dx = \frac{m!\,n!}{(m+n+1)!}$$

となります。

やりますね。では，式に代入しましょう。

$$P(\theta\,|\,6人に効果があったこと)=\frac{1\times{}_{10}C_6\theta^6(1-\theta)^4}{\frac{1}{11}}=2310\theta^6(1-\theta)^4$$

これを図示すると**図1**のようなカーブになりました。事前分布と比べて，ずいぶん確率分布が変わったことがわかります。データによって，仮定した事前分布が変更されるところが，ベイズ統計学の特徴です。

図1 事後分布

$\theta=0.6$が最も高い値を示す。

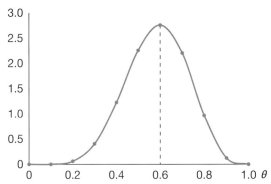

結局θはどうなりますか？

事後分布のピークとなる数値を推定するので，θで微分して0になるところを求めればよいです。

つまり，0.6ですね。なるほど，この事後分布の関数の形を求めることが重要なのですね。

事前分布から事後分布を計算して，それを新しいデータで更新することで，より実際のデータ分布に近づけていくことがポイントです（**図2**）。

図2 計算の流れ

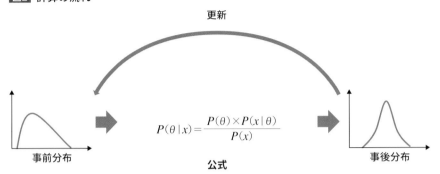

更新

$$P(\theta \mid x) = \frac{P(\theta) \times P(x \mid \theta)}{P(x)}$$

事前分布　　　　　　　　　　　　公式　　　　　　　　　事後分布

このベイズの公式で計算するところが大変です。今回の例は計算しやすかったのですが，複雑な式になると積分ができなくなると思います。

その通り。**周辺尤度** $P(x)$ が大変難しくなることがしばしばあります。そこで，計算を簡単にするパターンが知られており，これを**自然な共役事前分布**とよんでいます（**表1**）。

表1 自然な共役事前分布のパターン

事前分布と事後分布が同じタイプの分布になる。

母数が規定する分布	自然な共役事前分布	事後分布
ベルヌーイ分布	ベータ分布	ベータ分布
2項分布	ベータ分布	ベータ分布
正規分布（分散既知）	正規分布	正規分布
正規分布（分散未知）	逆ガンマ分布	逆ガンマ分布
ポアソン分布	ガンマ分布	ガンマ分布

共役事前分布と得られる事後分布の用途

　例えば，今回はベルヌーイ分布に対して，事前分布として一様分布を使いました。これを発展させると，ベルヌーイ分布に対しては，自然な共役事前分布とし

Part 6

ベイズ統計

てベータ分布 **●P.186** をチョイスすると計算しやすくなります。

　得られた事後分布の用途としては，例えば**95%信用区間**を求めることに使えます。

　（100−α）%の信用区間の代表的な構成の仕方には，両裾にα/2ずつとった間の区間である**等裾事後信用区間（equal-tailed interval）**があります（**図3A**）。一方で，確率密度がある値以上をとる区間となるようにする**最高事後密度信用区間（highest posterior density interval）**もあります（**図3B**）。事後分布は形が決まっていないため，等裾事後信用区間では最頻値を含まない可能性がありますが，最高事後密度信用区間では最頻値を含むことができます。

図3 信用区間

等裾事後信用区間は両側にそれぞれ2.5%ずつ切りとる。最高事後密度信用区間は点線を上下に動かして，切り取る部分の高さを同じにし，両側の合計が5%になるようにしている。

A　等裾事後信用区間

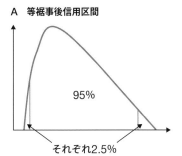

95%

それぞれ2.5%

B　最高事後密度信用区間

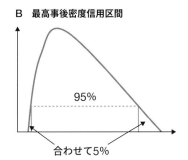

95%

合わせて5%

95%信用区間と信頼区間

　信用区間は「真の値が存在する確率範囲」といえます。これは知りたい値が，変数となっていることがポイントです。

　一方で，信頼区間は，データを得て100個の信頼区間を作ったとき，95個の信頼区間が真の値（パラメータ）を含むということ。

　信用区間と信頼区間の違いに注意しましょう。

先生，もっと複雑なモデルを考えるときも同じようにするのでしょうか？計算が大変すぎて無理です。

 それは，みんな思っていることですね。もとの式をまとめてみよう。

$$P(\theta|x) = \frac{P(\theta) \times P(x|\theta)}{\displaystyle\int_{\theta} P(x|\theta)P(\theta)d\theta}$$

 特にこの分母がイカツイです。

 そう，皆が困っています。そこで，コンピュータに何回もサンプリングさせて事後分布$P(\theta|x)$を推定する**マルコフ連鎖モンテカルロ法(Markov chain Monte Carlo methods；MCMC)**が開発されています。

 何かの必殺技のようなネーミングですね。

 科学計算では乱数をつかったシミュレーションがしばしば行われています。モンテカルロ法はそのような方法の一つです。

 なるほど。マルコフ連鎖のほうはどのような意味でしょうか？

 マルコフ連鎖は，確率過程が次々とつながって連鎖していることから名づけられています。t回目の確率変数をθ_tとすると，θ_0，θ_1，$\cdots\theta_t$となる。$t+1$回目のθ_{t+1}がθ_tによってのみ決まる，つまり，$0\sim t-1$には関係しない確率過程となっているとき，マルコフ性とよびます。

 前回のデータしか関係せず，前々回は関係ないということですね。昨日の二日酔いは反省しますが，一昨日飲みすぎたことは忘れているような。

 ぐさり。つまり，前回の値を考慮して乱数を発生するということですね。

MCMCのサンプリング方法にはいくつかあり，**メトロポリス・ヘイスティングス法(Metropolis-Hastings algorithm)**や**ギブスサンプリング(Gibbs sampling)**が，広く使われています。

メトロポリス・ヘイスティングス法の概略は，次の通りです。

①θの初期値を決める。

②$θ_i$の次の値$θ_{i+1}$の候補$θ_{候補}$を発生させる(提案分布)。

③確率的に$θ_{候補}$を採用するか決定する(採択確率)。採択せずに前の数値を使うこともある。

④こうして，$θ_0$，$θ_1$，…が作成される。分布が収束するまで繰り返す(不変分布)。収束するまでの期間を**稼働検査期間(burn-in period)**とよぶ。

なお，分母の積分を巧妙に回避し，分子の重要な部分(カーネル)だけの計算をすればよいように工夫されています。

 どのように応用できますか？

 MCMCは統計量の期待値を求めることができます。さらに，多変量の確率分布から乱数を生成することで，複雑な統計モデルに対する解析も可能になっています。

MCMCによる期待値の計算

確率変数θの統計量の関数を$f(θ)$とします。θの確率密度関数$p(θ)$に基づいて期待値を計算すると，次のようになります。

$$期待値 = \int_θ f(θ)p(θ)dθ$$

この積分は難しいため，近似値を求めます。まず，$p(θ)$の大きめのところから多めにサンプリングするようにします(**重点サンプリング**)。N個のサンプリングを行うと，$f(θ_i)$がN個得られます。この平均は期待値の近似値となります。

$$期待値 = \frac{1}{N}\sum_{i=1}^{N} f(θ_i)$$

これにより，ベイズの定理の分母の厄介な積分を計算することなく，近似値を得ることができます。

MCMCはコンピュータの発達で可能になった手法ですね。実際に体験したいのですがどのようにすればよろしいでしょうか？

いくつかありますが，**R**や**Python**といったプログラム言語と一緒に使い，**Stan**というMCMCサンプラーがよく使われています。

では，漢字の点数（score）と身長（height）の関係のデータセットを解析してみましょう。P値子先生，目的変数をscore，説明変数をheightとして解析してみてください。

モデルは

$$score = \beta_0 + \beta_1 \times height$$

としました。結果は**表1**，**図1**の通りです。

表1 身長と点数の関係

EZRで計算した。

	回帰係数推定値	95%信頼区間下限	95%信頼区間上限	標準誤差	t統計量	p値
(Intercept)	−135.357	−150.176	−120.539	7.467323	−18.1266	4.58E-33
身長	1.609638	1.496277	1.722998	0.057124	28.17797	8.55E-49

図1 漢字の点数と身長の分布

漢字の点数（点）

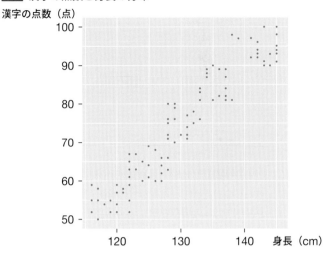

 ではR stanを使って解析してみましょう。モデルは同じです。データは標準偏差sigmaの正規分布に沿って得られたとしました。MCMCの条件は以下の通りです。

チェーン数　4
乱数の発生回数　5,000回
バーンイン期間　1,000回
間引き　なし

チェーン数は何セットMCMCを行ったかを表し，それぞれ5,000回乱数を発生させました。乱数発生の際には初期値に依存してしまうため，初めの何回かを捨てることが多いです。バーンイン期間として，初めの1,000回分を捨てます。間引きは，何個の乱数から1個乱数を採用するかを示していて，2回に1回採用などと設定することもあります。

 MCMCを行っているときの推移をみることはできますか？

バーンイン期間も併せて表示した結果が**図2A**です。最初のころはβ_0，β_1，標準偏差が変動していて，その後落ち着いて収束したことがわかります。この指標はRhatという数値で表され，1.1未満が好ましい。得られた分布に示します。

この得られた値をまとめて，通常の単回帰分析の結果と比較しましょう（**表2**）。

図2 β_0（beta0），β_1（beta1），標準偏差（sigma）の推移

A トレースプロット

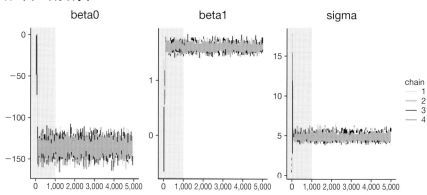

B Intercept, beta, sigmaの分布

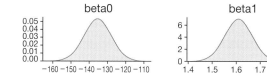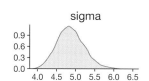

表2 MCMCによる解析結果

β_0をbeta1，β_1をbeta1，標準偏差をsigmaとしている。

	mean	sd	2.50%	50%	97.50%	Rhat
beta0	−135.37	7.6	−150.62	−135.33	-120.68	1
beta1	1.61	0.06	1.5	1.61	1.73	1
sigma	4.87	0.35	4.24	4.85	5.62	1

Part 6

ベイズ統計

通常の単回帰分析とほぼ等しい結果が得られています。

 計算が難しい入り組んだモデルでもサンプリングによって近似値を得ることができますね。

 そうです。わかってきましたね。

階層ベイズモデル

例えば5つの学校があって，それぞれ100人ずつテストを受験したとします。テストの点数と勉強時間には相関関係がおそらくあるでしょう。しかし，学校ごとにこの関係性に差がある可能性もあります。このような場合には，学校の影響を考えなくてはなりません。

そこで，

$$P(\theta|x) = \frac{P(\theta) \times P(x|\theta)}{P(x)}$$

の式を発展させてみましょう。

勉強時間θの分布$P(\theta)$が学校aに関係しているとします$P(\theta|a)$。すると，勉強時間θとハイパーパラメータである学校aが関連付けられることになります。

$$P(\theta, a|x) \propto P(x|\theta) \times P(\theta|a) \times P(a)$$

こうした階層構造になっているモデルが**階層ベイズモデル**です。一見難しいですが，それぞれが掛かっているだけですね。慌てずにじっくりと眺めてみましょう。

●階層ベイズモデルのメリット

・構造を考慮に入れることで精度のよい解析を行うことができる
・階層が増えるに従って，事前分布を設定する際の恣意性が薄くなる
・一般化線形混合モデルや状態空間モデルなどの複雑な構造のモデルでも活用できる

などがあげられます。ベイズ統計学をもっと学ぶと，取り扱うことができるデータの幅が広がります。

ベイズ統計学について基礎固めをしたから，論文に進むことにしましょ
う。ではMETHODSのSTATISTICAL ANALYSISの続きのパラグラフ
を読んでみよう。

Before and after creating the matched sets for each medication class, we computed the
difference in the likelihood of the outcome between patients who had been treated
and those who had not been treated with each medication class, and we sampled from
the posterior distribution of the difference in these proportions using the posterior
probabilities conditional on the outcomes in each medication group and a prior
distribution. As our prior distribution, we assumed a Beta (a,b) distribution, a
conjugate to the binomial distribution, with both shape parameters a and b equal to 1.

(Reynolds HR, et al. *N Engl J Med*. 2020; 382: 2441-8.)

 各薬剤についてマッチする前後に，各薬剤の治療群と対照群のアウトカ
ム率の差を計算しています。また，事前分布は**ベータ分布**を使い，ベイ
ズの定理の計算をしています。

 本文に詳細は書いていないから正確に再現できるかわかりませんが，自
分たちでも試してみましょう。
マッチした2群についてモデルを考えて，投与群と非投与群の検査陽性率
を，それぞれθ_1，θ_2とします。また，各群の患者数をn人ずつとして，投
与群での検査陽性患者数をy_1人，非投与群をy_2人とします。

$$投与群 \quad : P(\theta_1|y_1) \propto P(\theta_1) \times P(y_1|\theta_1)$$
$$非投与群 \quad : P(\theta_2|y_2) \propto P(\theta_2) \times P(y_2|\theta_2)$$

として考えることができます。これから事後分布を考えることができま
すか？

事前分布を一様分布とすると，前の例と同じですね。

$$投与群：P(\theta_1|y_1) \propto \theta_1^{y_1}(1-\theta_1)^{n-y_1}$$
$$非投与群：P(\theta_2|y_2) \propto \theta_2^{y_2}(1-\theta_2)^{n-y_2}$$

となります。

 つまり，投与群は$Beta(y_1+1, n-y_1+1)$で，非投与群も同様の分布を示すということですね。

 よく理解していますね。

ベータ分布

　ベータ分布は，「イベント発生回数と生じなかった回数がわかっているときの発生率の連続値型確率分布」を表しています。例えば，コイン投げであれば表が出る確率の予測分布と解釈ができます。先の論文では検査陽性の人数として考えています。

　検査が陽性となる確率xが不明である場合に何人かを検査して，陽性がm人，陰性がn人であったとします。このとき「陽性となる確率の予測値」は，パラメータが$(\alpha, \beta)=(m+1, n+1)$であるベータ分布に従うと考えることができます。式は，

$$Beta(\alpha, \beta) = \frac{x^{\alpha-1}(1-x)^{\beta-1}}{B(\alpha, \beta)}$$

となります。$B(\alpha, \beta)$はベータ関数です。

次は95％信用区間について記載されています。そして，どの程度で実質的差異が生じるか述べています。

We estimated the difference as the median of the posterior samples, along with a 95% credible interval for the difference. Association between a medication class and an outcome was considered to be present when the 95% credible interval excluded zero. A substantial difference was considered to be present when the lower boundary of the 95% credible interval exceeded zero and the upper boundary exceeded 10 percentage points.

（Reynolds HR, et al. *N Engl J Med* 2020; 382: 2441-8.）

実際にRを使って調べてみましょう。RESULTSのTableを参考にします**（表1）**。Matched Patients with Hypertensionのうち，ACE inhibitor or ARBの部分を活用しましょう。これのうちy_1，y_2とnはどうなりますか？

表1 Matched Patients with Hypertensionの検査陽性患者数（文献1より引用改変）
青枠部分を参照する。

Medication	Matched Patients with Hypertension		
	Covid-19 in Patients Treated with Medication	Covid-19 in Patients Not Treated with Medication	Median Difference (95% CI)
	no./total no. (%)		*percentage points*
ACE inhibitor	584/954　(61.2)	583/954　(61.1)	0.1（−4.3 to 4.5）
ARB	629/1057 (59.5)	612/1057 (57.9)	1.6（−2.6 to 5.8）
ACE inhibitor or ARB	1019/1692 (60.2)	986/1692 (58.3)	2.0（−1.4 to 5.3）
Beta-blocker	792/1381 (57.3)	829/1381 (60.0)	−2.7（−6.3 to 1.0）
Calcium-channel blocker	950/1577 (60.2)	930/1577 (59.0)	1.3（−2.2 to 4.7）
Thiazide diuretic	515/903　(57.0)	520/903　(57.6)	−0.6（−5.1 to 3.9）

投与群と非投与のデータは，1019/1692と986/1692となっているので，1019，986，1692です。すると投与群は$Beta$（1019＋1，1692－1019＋1），つまり$Beta$（1020，674）となります。同様に非投与群は$Beta$（987，707）です。

 プログラミング言語Rの**rbeta**というパッケージを使って，ベータ分布から乱数を発生させてθ_1とθ_2をそれぞれ作成し，その差$\theta_1-\theta_2$の分布をみてみましょう（**図1**）。中央値と95％信用区間の結果は2.0（－1.4，5.3）となって，ほぼ同じ値を得ることができました（**図2**）。ほかの薬剤についても同様です。

では，この結果の判定はどうでしょうか？

図1 モデル作成の流れ

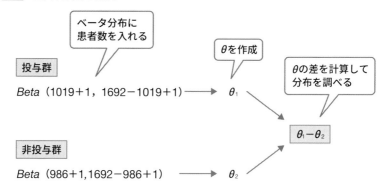

図2 Differenceの分布

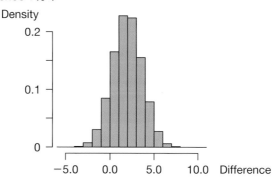

この95％信用区間は0を挟んでいるので，差がないということになります。ほかの部分についても同様に計算されているのですね。差がありませんでした。

 論文のLikelihood of Severe Covid-19のMatched Patients with Hypertensionで，Calcium-channel blockerの所だけが，4.4（0.5 to 8.2）と少し差がつきましたが，substantial differenceではありませんでした。

 この論文の重要なポイントが理解できましたね。
臨床研究の分野では，ベイズ統計学は，サンプルサイズが小さい場合の研究デザインなどに活用されており，従来の頻度流的統計学とともにさまざまな場面で活用されています。また，人工知能などの最先端技術には欠かせない方法となっています。

 ベイズ統計学が興味深いジャンルということがわかりました。ありがとうございました。

文献
1. Reynolds HR, et al. Renin-Angiotensin-Aldosterone System Inhibitors and Risk of Covid-19. N Engl J Med. 2020; 382: 2441-8.

まとめよう！　　　　Part 6

01 感度・特異度について説明できる。

02 ベイズの定理について説明できる。

03 信用区間と信頼区間の違いを説明できる。

04 マルコフ連鎖モンテカルロ法の概略がわかる。

05 ベイズ統計による解析結果を理解できる。

Part 6　ベイズ統計

7

人工知能

目標

いよいよAIの論文を読みます。
AIの論文は近年急に増加傾向にあります。統計とは
違って機械学習という方法でデータを解析します。
機械学習のアルゴリズムを理解しましょう。機械学習
をきっかけにICTやコンピュータアーキテクチャなど
について理解すると，最先端のデータサイエンスにつ
ながります。

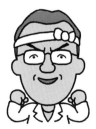

本章で取り上げる論文は
こちら！ ➡

1 | そもそもAIとは？

→ おおまかな定義を押さえる

 近頃，**人工知能（artificial intelligence；AI）**の開発が進んでいますね。

 自動運転の車とか，碁や将棋のAIが話題になったね。近頃の将棋番組では，次の一手による勝率予測が表示されていて，ひと手間違えるだけで一気に形成が逆転されることがよくわかる。将棋に詳しくなくても，手に汗を握ってみることができるようになっているよ。

 医療にも使われるようになっています。

 製薬開発にも使われているみたいだね。例えば，the New England Journal of Medicineの論文"Baricitinib plus Remdesivir for Hospitalized Adults with Covid-19"によると，AIがヤヌスキナーゼ阻害薬であるbaricitinibのSARS-CoV-2への効果を予測していたらしい[1]。ほかに病理診断や鑑別診断に活用されている論文もあるよ。

 AIの仕組みについて教えていただけますか。"Deep learning algorithms for detection of critical findings in head CT scans: a retrospective study"という論文を読んでみたいのですが。

 Chilamkurthy S, et al. Deep learning algorithms for detection of critical findings in head CT scans: a retrospective study. Lancet. 2018; 392: 2388-96. PMID: 30318264

 無理に決まっているじゃん。

 やっぱり，そうでした。箱ひげ先生に聞いてみます。

おっ，今度はAIにチャレンジするのですか。いいことです。

 AIについて勉強したいのですが，統計学とも違うようです。

 医学領域では画像解析は応用しやすい分野なので，研究が進んでいます。AIの定義はさまざまあるが，おおまかには「知的な機械，特に，コンピュータプログラムを作る科学と技術」ということを表すことが多いです。これには，コンピュータに関する数値計算，ハードウェア，ソフトウェアや通信などの技術や理論が複合的に関係しています。AIという言葉は，1956年ダートマス大学での会議にて，John McCarthyが考え出したものとされています。

AIの研究は1940年代には始まっており，コンピュータの開発とともに進んできました。アラン・マシスン・チューリング（Alan Mathison Turing）は，第二次世界大戦時にドイツが使用していた，エニグマ暗号機の暗文を解読するための機械を開発しました。また，ジョン・フォン・ノイマン（John von Neumann）らによる，プログラムをデータとして記憶装置に格納し読み込んで実行するノイマン型コンピュータの開発は，今日のコンピュータの基本原理となっています。

昨今のAIの発達は，「機械学習」というシステムの発達と，コンピュータやインターネットなどの環境の発達の両方に負うところが大きいです。

 チューリングの暗号解読の話は，映画「イミテーション・ゲーム/エニグマと天才数学者の秘密」になっていて胸に刺さりました。
また，ノイマンには人類最高のIQ 300だったという伝説もありますね。僕みたいな天才の生涯は興味深いですね。

 僕達ですよね。

**映画「イミテーション・ゲーム/エニグマと
天才数学者の秘密」公式ページ**
（http://imitationgame.gaga.ne.jp/）

Part 7

人工知能

文献
1. Kalil AC, et al. Baricitinib plus Remdesivir for Hospitalized Adults with Covid-19. N Engl J Med. 2021; 384: 795-807.

ところで，機械学習って何ですか？

 いろいろな定義がありますが，データを分析する方法で，予測やパターン発見や分類などに使われる機械（コンピュータ）のアルゴリズムのことです。性能を経験（データ）の学習（解析）によって自動で改善するところが特徴的になっています。この予測や分類を人間よりもはるかに高精度で行うことが可能です。

機械学習の方法は，主に教師あり，教師なし，強化学習の3つに分類することができます。

機械学習の3分類

①教師あり学習

あらかじめ準備しておいた正解ラベルつきデータを機械が学習し，データセットに対する応答値の予測を行うモデルを構築します。つまり，正解や不正解が明確な問題に利用できる学習手法です。例えば，写真を解析して猫や犬か判別させるような場合がこれに相当します。

②教師なし学習

正解がついていないデータを機械が自分で解析して，分類したり関係性を見つけたりする方法です。データ構造を見つけ出すことができます。

教師あり学習と教師なし学習の間の「**半教師あり学習**」もあります。一部のみ人間などの手でラベル付けされているものです。例えば，「教師なし学習」でデータの特徴を抽出し，「教師あり学習」でそのモデルを学習する方法があります。

教師なし学習を自習としてとらえると，まるで予習して授業を受けて復習するようなものです。学習すると成績が上がるところも同じです。

③強化学習

プログラムの解析結果に対して，フィードバック（報酬・罰）を与えることで学習する方法です。繰り返し試行錯誤のやりとりを重ねることによってしたい目

的（タスク）を実行できるようになります。放っておいても，コンピュータ（エージェント）は，タスクの報酬を最大化する一連の意思決定を行うことができるようになるので，人間があれこれ世話を焼く必要がありません。囲碁，将棋，ゲーム，や自動運転などに使われています。

そのような学習を短期間に何回も繰り返すことができるところがコンピュータの強みです。例えば，Google傘下のDeepMind社が開発した囲碁のAI『AlphaGo Zero』には強化学習が使われています。ルール以外の知識はまったく与えずに強化学習のみが使われましたが，たった40日間で非常に強くなりました。この開発で得られた技術は機械学習などのさまざまな分野で応用されています。

機械学習のアルゴリズム

①教師あり学習

ニューラルネットワーク（neural network），その進化版ともいうべき深層学習（deep learning），**サポートベクトルマシーン（support vector machine；SVM），ランダムフォレスト（random forest）**などがあります。

②教師なし学習

k平均法（k-means clustering）（→P.200），主成分分析（principal component analysis；PCA）などがあります。

③強化学習

TD学習（temporal difference learning）のQ学習（Q-learning）が知られています。

サポートベクトルマシーン（SVM）

SVMはパターンを認識して，境界線を引くことで識別を行う機械学習であり，回帰問題やクラスタリングを行うこともできます。例えば患者を高リスクと低リスクに分類すると，各患者のデータを2つに分けることになります。そのためには，そのデータの境界を明らかにしなければなりません**（図1A）**。その境界の設定のために必要なギリギリに位置するデータをサポートベクトルとよび，できるだけ正確に分類することのできる境界（超平面）を求めることがSVMの目的です。

このサポートベクトルと超平面の距離（マージン）が最も遠くなるよう（最大化）に，超平面を決定します。このように真っすぐな超平面を利用して分類するSVMを**ハードマージンSVM**とよびます。

しかしながら，実際のデータでは境界面による識別が完璧ではないことがしばしばあります。そこで，ある程度は誤分類を許容するようにすることで，融通が利く境界面を設定することができるように設定します（**図1B**）。これを**ソフトマージンSVM**とよびます。

では，ぐるっとデータが囲まれているとします（非線形問題）。すると直線で分類することができません（**図2A**）。このような場合は，次元を増やすことで分類することができます（**図2B**）。このような方法を**カーネル法**とよびます。この方法で使われる**カーネル関数**にはさまざまなものが知られており，関数によって境界が変わります（**図3**）。代表的なものには，**線形カーネル**（図3A），シグモイドカーネル，多項カーネル，**radial basis function（RBF）カーネル**（図3B）があります。

図1 超平面と患者データ

A ハードマージンSVM: 超平面（点線）を各群から最も近い患者データからできるだけ離れるように設定する。マージン（両側矢印）が最大になる。
B ソフトマージンSVM: ある程度の誤分類を許容する。

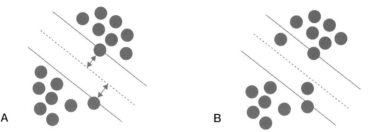

図2 混在するデータ

A 平面で分離できないデータの分布
B データの次元を高くすると，赤のデータと青のデータを分類することができる。

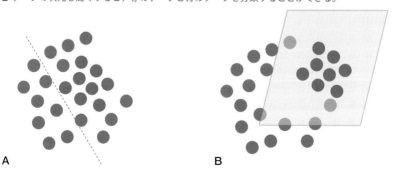

図3 アヤメの分類

Pythonに入っているアヤメのデータ(iris)をSVMで分類した。

A 線形カーネルで分類した場合。境界が直線である。正確度は93%であった。

B RBFカーネルで分類した場合。境界が曲線になっている。正確度は98%であった。

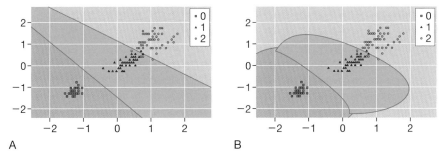

A　　　　　　　　　　　　　　　　　　　B

アンサンブル学習とランダムフォレスト

●アンサンブル（ensemble）学習

　アンサンブルは音楽用語で2人以上が同時に演奏することを意味します。**アンサンブル学習**は，精度があまり高くない機会学習（弱学習器）を複数組み合わせ，精度を高くする方法を意味します。例えると，難しいクイズを1人では解くことができないので，チームで挑むようなものです。3人そろえば文殊の知恵ですね。

　チームで挑むため，多数決を取ります。答Aを4台の弱学習器が選択し，答Bを1台が選択したとすると，答Aに決定されます（**図4**）。このようなやり方を**バギング（bootstrapping and aggregating）**とよびます。

図4 アンサンブルモデルの原理

クイズの答えを予測するモデルの場合。クイズではなくデータを解析して，迷惑メールの識別などにも応用することができる。

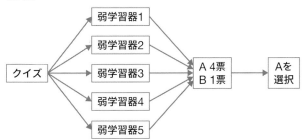

●バギング

ポイントは以下の通りです。

①データセットを教師データとテストデータに分けます。

②教師データを使って，各弱学習器用の教師データをブーストラップサンプリングにて作成します。ブーストラップサンプリングは，重複を許してデータをサンプリングする方法です。5つのデータ（0, 1, 2, 3, 4）があったとすると，この5つからサンプリングし，（0,2,2,3,3）や（0,0,0,1,4）などのようなデータセットをたくさん作成します。これを各弱学習器に割り当てます。

③②のデータを弱学習器に学習させます。

④テストデータを弱学習器で解析させて多数決や平均をとり，解析結果をまとめて全体の結果とします。

　バギングは計算を並列に行うことができ，早く処理することができます。しかし，似たような弱学習器を作ってしまう可能性があります。

●そのほか

　ほかの方法に**ブースティング**があります。この方法では一つ一つ弱学習器を作成します。一つの弱学習器を作成した後，その弱点を補うように次の弱学習器を作成します。最終結果は，作成した全弱学習器の解析結果をまとめて得ます。

　このような方法に**アダブースト（AdaBoost, adaptive boosting）**があります。弱学習器を作成する際に，前の弱学習器が誤分類したデータに重みを付けて次の弱学習器に学習させる方法です**（図5）**。間違えた中間試験の問題を重点的に勉強して期末試験に備えるようなものですね。

図5　アダブーストの原理

前の弱学習器（k番目）が誤分類したデータ（緑）に重みを付けてk+1番目の弱学習器に学習させる。これを繰り返す。

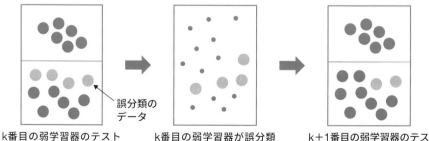

誤分類のデータ

k番目の弱学習器のテストデータの解析結果　　　k番目の弱学習器が誤分類したデータに重みを付けて，k+1番目の弱学習器が学習する　　　k+1番目の弱学習器のテストデータの解析結果

●決定木

バギングなどで使われる弱学習器です。例えば，患者をクラス分けする際に，高血圧，糖尿病，慢性腎不全が合併しているYes/Noで分類することができます**（図6）**。このように木の枝のように分類するアルゴリズムを**決定木**とよびます。単純な分類方法なのでSVMなどと比べ単独では性能が劣る傾向があります。

図6 決定木

Yes/Noの質問を組み合わせることで分類する。

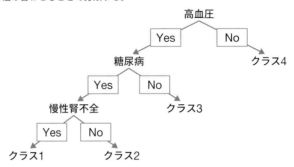

●ランダムフォレスト

バギングと同様の方法で，ブートストラップサンプリングでデータセットをたくさん作成し，それぞれからつくられる決定木を集合する方法です**（図7）**。主な特徴に，決定木を作る説明変数を選び一部の説明変数しか使わないことと，分岐の数（決定木の深さ）を制限することがあります。これらによって，似通った決定木がつくられることが防がれており，高い汎化性能をもつことができます。また，演算速度が速く，変数（特徴量）の重要度をどれだけ綺麗に分けることができるかを表すジニ変数で評価することもできます。

図7 ランダムフォレスト

ランダムサンプリングしたデータで各決定木を作成し，その結果を多数決などで統合する。

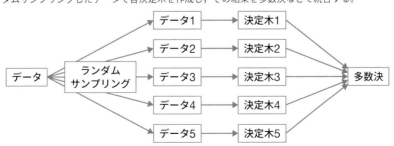

k平均法

　クラスタリングは，データを似たようなグループにまとめることです。例えば，背景因子の似た患者をグループ分けすることができます。k平均法は，データの平均を用いてk個のクラスタに分類するアルゴリズムです。方法は以下の通りです（図8）。

①各データをk個のクラスタにランダムに分類する。

②各クラスタの重心（代表点）を求める。

③代表点からの距離を計算し，距離が一番近いクラスタに再分類する。

④代表点を更新する。

⑤②〜④を代表点が変化しなくなるまで繰り返す。

　k平均法は実装や計算が容易であり，データのサイズにかかわらず広く利用できるというメリットがあります。一方で，クラスタの代表点の初期設定や精度が大きく変わることや結果が収束するまでの時間が長くなるなどの問題点があります。このような問題点を克服するため，k平均法++では各クラスタの初期の代表点の距離が離れるよう設定されます。

図8　k平均法のアルゴリズム

○ データ
□ 代表点
色 クラスタ

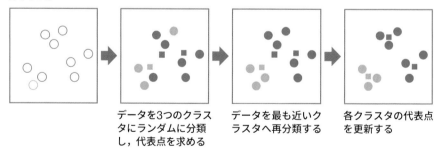

データを3つのクラスタにランダムに分類し，代表点を求める	データを最も近いクラスタへ再分類する	各クラスタの代表点を更新する

3 | ニュートラルネットワークと深層学習

→ 基本的な原理を押さえる

 では，論文に関係するニューラルネットワークと深層学習について説明しましょう。

 よろしくお願いいたします。

 ニューロン(neuron)は，生物の脳を構成する神経細胞のことで，多数集まって回路網を形成しています。各ニューロンはほかのニューロンから入力され，その入力が一定の閾値を超えると発火して，別のニューロンへ信号を伝える。**ニューラルネットワーク**は，人間の神経細胞を模していて，神経回路網を数理モデル化したものです。このようなモデルに**パーセプトロン**があります。

パーセプトロン

図1 パーセプトロンの構造

複数の入力を統合して出力する。

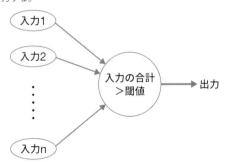

パーセプトロンは，入力x_iが複数あり，それぞれに重み付けw_iをして合計します。この値が閾値θよりも大きければy（0か1）が出力されます。

$$入力の合計 = \sum_{n}^{1} w_i \, x_i$$

入力の合計$<\theta$，$y=0$
入力の合計$<\theta$，$y=0$　とともに記す，入力の合計$\geqq\theta$ $y=1$

　この場合は閾値で出力を判定します。さらに，この部分（**活性化関数**）を工夫することで，さまざまな連続値を出力することもできます。活性化関数には，シグモイド関数，tanh関数，ソフトマックス関数，ReLU（rectified linear unit）などいろいろあります。

　このように，一見完璧なパーセプトロンですが，非線形データが扱えず，限られた問題しか解くことができないという弱点があります。

　しかし，パーセプトロンを組み合わせることで非線形の表現が可能になります。そこで，パーセプトロンを何層も組み合わせるニューラルネットワークが登場します。

活性化関数の特徴（図2）

・シグモイド関数：S字型の滑らかな曲線で，0〜1の間の値を返すので確率の計算に使われ，数式はロジスティック回帰分析の関数と同じです。2種類の分類に使うことができます。

図2 シグモイド関数，tanh関数，ReLUの特徴

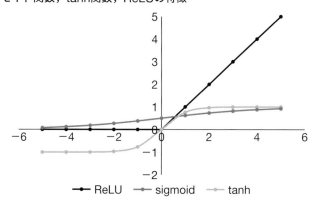

- tanh（hyperbolic tangent）関数：S字型の滑らかな曲線で，−1〜1の間の値を取ります。
- ReLU：0以下なら0，0より大きい値なら入力値と同じ値を返します。
- ソフトマックス（softmax）関数：複数の出力値の合計が1.0（＝100％）になるように変換して出力する関数です。例えば，写真の分類で猫20％，犬50％，熊10％，狼20％などのように，ソフトマックス関数では何種類かあるものの確率を表すことができるため，2つ以上の分類で利用されています。

排他的論理和（XOR）

パーセプトロンが苦手な問題に排他的論理和（XOR）があります。これは，「2つの命題のうち，1つだけが真であれば真，そうでなければ偽」ということを意味します。XORは1本の直線で分けられないため，パーセプトロンでは解決できない問題となります。

入力x_1	入力x_2	出力y
0	0	0
1	0	1
0	1	1
1	1	0

深層学習

ニューラルネットワークは，大きく入力層，中間層（隠れ層），出力層の3種類の層から構成されています（**図3**）。各層は複数の**ノード**が連結して構成されていて，ノードはパーセプトロンと同じように働きます。中間層がたくさんあるのが**深層学習**です。出力層では解析した結果を出力します。

図3 ニューラルネットワークの構造

○はノードを表す。

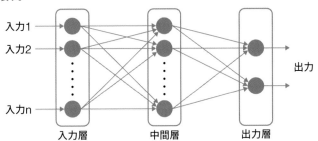

●最適化アルゴリズム：勾配降下法

　ノードの連結で複雑な信号を表します。前のノードからの重み付けした入力に，閾値の代わりにバイアスを加え，活性化関数で処理した結果を出力します。予測値と正解値の誤差（損失関数）を最小にする最適な条件を見つけることが，学習の精度を決定づけることになります。そのためのアルゴリズムが**最適化アルゴリズム（optimizer）**です。

　このアルゴリズムは**勾配降下法**が基本になっています（**図4A**）。この方法は，数学の微分と同じように，「傾き（勾配）が0となるところが最小の誤差を与えるであろう」という考えに基づいています。この場所が**大域的最適解**です（**図4B**）。

図4 勾配降下法で最適解を探す
A 勾配降下法
B 最適解
C 勾配降下法の難しさ

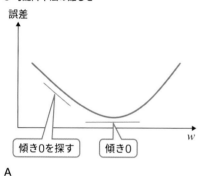

A

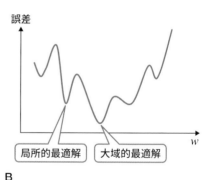

B

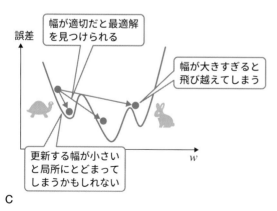

C

●大域的最適解

「傾きが0であれば最小値かもしれない」ですが，初期値の設定によっては，いくつか傾きが0になり最小値と間違えてしまう可能性があります（局所的最適解）。局所的最適解に嵌らずに大域的最適解を探すことが重要です。

　アルゴリズムには，最急降下法，確率的勾配降下法（stochastic gradient descent；SGD），AdaGrad，Adamなどがあります。最急降下法では最も勾配が急な方向へ進み，SGDは確率を使って勾配の計算を高速に行います。

学習率

　最適な条件を探す際にパラメータを更新します。学習率はその更新の幅を指定します。パラメータw_iは以下のように傾きを使って更新されます。

$$w_{i+1}=w_i－学習率×傾き$$

　学習率を小さく設定すると学習率×傾きの部分が小さくなるため，精度の高い最適解を得る可能性が高いですが，局所的最適解に陥る可能性が高くなります（**図4C**）。逆に大きく設定すると，移動量が大きいため，少ない計算量で早く大域的最適解に到達する可能性が高いですが，最適解が得られない可能性もあります。ほどほどに設定することが大切で，自動探索を用いて最適な学習率を設定することもあります。

●誤差逆伝播法（back propagation）

　パラメータの値を決めると入力層→出力層の向きに値を計算していき，予測値を計算することができます（順伝播）。しかし，この向きに勾配を計算するのでは，膨大な量で時間がかかってしまいます。そこで，出力層→入力層のように，順伝播と逆向きに誤差を伝えること（逆伝播）で，勾配の計算を効率的に行う方法が使われています（**図5**）。

　入力層までに勾配が徐々に小さくなり，更新できなくなることがあります（**勾配消失問題**）。その原因の一つが**活性化関数**です。シグモイド関数では生じやすいので**ReLU**などを用いることで予防されています。

図5 学習の方向

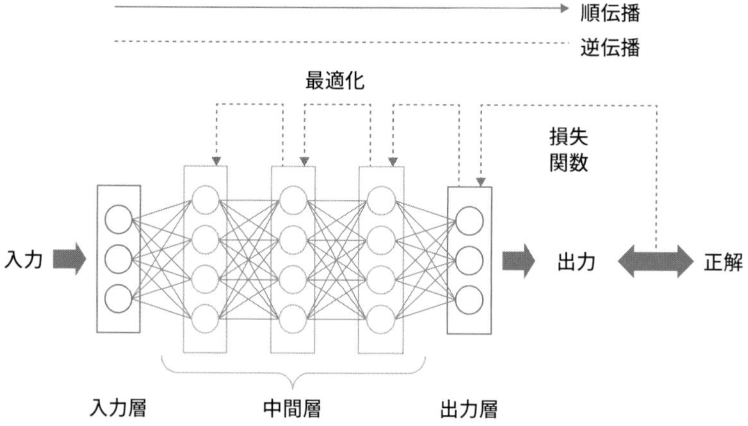

順伝播
逆伝播
最適化
損失
関数
入力　　出力　　正解
入力層　　中間層　　出力層

4 | 代表的な深層学習： 畳み込みニュートラルネットワーク（CNN）

→ 構造と仕組み，そのほかのモデルも押さえよう

 次は論文に関係する深層学習を例に，代表的な深層学習を説明しましょう。

 難しくなってきましたが，理解できるでしょうか？

 ここまでこれたので，まぁ大丈夫でしょう。

畳み込みニューラルネットワーク（CNN）

●CNNの構造

畳み込みニューラルネットワーク（convolutional neural network；CNN） は，画像解析に使用されることが多い深層学習です。画像データを入力すると，いくつかの層を通して特徴を抽出し，解析結果を出力します（**図1**）。代表的な層に，畳み込み層，プーリング層，全結合層があり，これらをいくつか連結して構成されています。

図1 CNNの構造

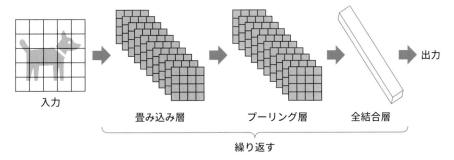

入力 　　畳み込み層 　　プーリング層 　　全結合層 　　出力

繰り返す

①画像を読み込ませる：数値化された画像データをCNNへ入力

画像は縦横のマス（画素）に分かれていて，各マスの情報が数値化されています。デジタルカメラの「3,000万画素」というのは，1枚の写真をいくつの画素で表現しているか，ということを表しています。色はRGB（red, green, blue）の光の三原色を組み合わせです。

②畳み込み層で特徴を把握する

　CNNで読み込んだ画像データは，畳み込み層では複数のフィルタを通して特徴の検出を行います。計算は，画像とフィルタの重なったマスの数値を積算してその合計を求めています**（図2）**。1つずつマスを動かして全マスについて求めると，データを畳み込んだ特徴マップを得ます。フィルタを変えることで異なった特徴をとらえることができます

図2 フィルタによる畳み込み

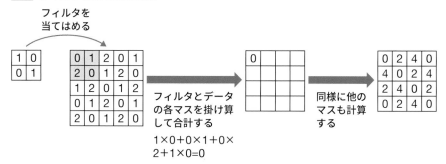

　畳み込んだ画像のサイズはもとの画像データよりも小さくなりますが，それを防ぐために周囲に0のマスを配置する**パディング**を行うこともあります。これで画像の端の情報も反映されます。

③プーリング層で特徴を強調する

　次のプーリング層にはCNNの性能を上げる効果があるといわれています。MAXプーリングでは画像を小さな領域に分け，その領域で最も大きな値を代表値とします**（図3）**。これによって画像が縮小されます。物体の位置が多少変わっても認識できるようにしており，特徴を強調する働きがあります。

図3 MAXプーリング

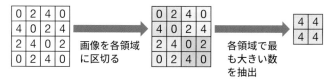

④全結合層で集約し，出力層で分類結果を出力

　全結合層はすべての入力と結合しているノードで構成され，畳み込み層とプーリング層で抽出した特徴量を集約します。最後の出力層では，全結合層からの入力をソフトマックス関数で確率に変換し，分類結果を出力します。これによって犬や猫の写真が分類されます。

●正確な結果を得るための工夫

　効果向上のためのテクニックにはいくつかあります。

　まず，中間層にReLUを使うことで特徴をより強調することができます。いわば中継ぎ投手のエースです。

　また，データに過剰に適合してしまう**過学習**を防ぐために，**ドロップアウト**を行います。これは層のノードの一部をランダムに無効にするテクニックです。複数のモデルが作られることになり，精度の向上が期待できます。

> **過学習（overfitting）**
> 　学習データに対してあまりに忠実に適合しすぎて，ほかのデータ（テストデータ）には適合できず，汎化できていないことです。医学生が医師国家試験の過去問を丸暗記して，新しい問題に対応できないようなことかもしれません。さまざまな角度から学習することが重要ですね。

●CNNの設計方法

　特に決まりはありませんが，畳み込み層とプーリング層を繰り返すことがポイントです。

　歴史的に有名なモデルにはいくつかあります。1989年にYann André LeCunによって提案されたLeNetはCNNの元祖で，畳込み層とプーリング層を交互に重ねたネットワークです。深層学習が注目されるようになったきっかけは，2012年の画像認識の競技会ILSVRC（ImageNet Large Scale Visual Recognition Challenge）で，Geoffrey Everest HintonのAlexNetが圧倒的な勝利を収めたことです。AlexNetは5つの畳み込み層，3つのプーリング層，そして3つの全結合層から構成されています**（図4）**[1]。そのほかにも有名なものはたくさんあるので，時間があるときにみてみると楽しいですよ。

図4 AlexNetの構造（文献1より引用改変）

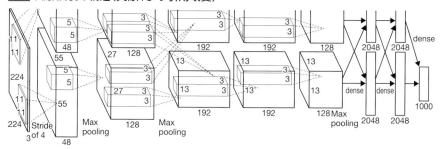

そのほかの深層学習：時系列データの解析

　CNNは横断研究のデータや画像などの1回だけ測定されているデータを解析することができますが，時系列データを解析することは得意ではありません。そこで，使われるのが，**再帰型ニューラルネットワーク（recurrent neural network；RNN）**です（**図5**）。しかし，長期の過去のデータをRNNは使用することができません。そこで，ゲートと記憶セルという仕組みを導入することで過去のデータを活用できるようにしたモデルが，**long short term memory（LSTM）**です。さらに，LSTMは複雑な構造をしているため単純な回路にしたモデルが，**ゲート付き再帰的ユニット（gated recurrent unit；GRU）**となります。

図5 RNNの構造

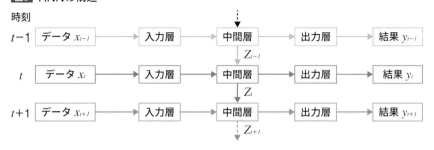

時刻

Part 7

人工知能

> ### RNNの仕組み
>
> 　時間経過とともに生じるデータを次々にRNNは解析します（**図5**）。時刻tでの入力データx_tは，時刻t-1での中間層の解析結果 z_t-1とともに中間層で解析されます。この解析結果は出力層で解析され結果y_tとなります。時刻t+1では，中間層へx_t+1と z_tが入力されます。これらのデータが解析されy_{t+1}が出力されます。以後同様の解析が最後の時刻まで行われます。
>
> 　RNNは再帰するループが存在するため層が深くなっていますが，データに対する勾配が消失したり爆発したりしてしまう弱点があります。

●時系列データを使ったモデルの使い道

　例えば，文章は単語が次々に連続している一連のデータとみなすことができます。文章などのテキストデータを解析する方法を**自然言語処理**といいます。これらのモデルは自然言語処理，天気，株価や工場など，データが時系列に次々生じるシチュエーションに利用されています。

　モデルのほかの種類に**敵対的生成ネットワーク**（generative adversarial network；GAN）があります。データから特徴を学習することで，実在しないデータを生成することや，存在するデータの特徴に合わせて変換することもできます。

GANの仕組み

GANはGeneratorとDiscriminatorから主に構成されています **（図6A）**。Generator はランダムなノイズを入力して偽物を作り（贋作者），Discriminatorは偽物か見分 ける役割をしています（鑑定士）。GeneratorとDiscriminatorは，騙したり見破っ たりする競争を繰り返すことで，生成データを本物と見間違えるレベルまで高くし ます。

GANにはバリエーションがあります。Deep Convolutional GAN（DCGAN）は GANにCNNを用いています。Cycle-Consistent Adversarial Networksは，循環 による一貫性を持つ敵対性ネットワーク（Cycle GAN）で，画像から画像へ変換 します。馬とシマウマの写真を変換したり，写真と絵画を変換することも可能です **（図6B）**[2]。

この技術を活用すると，写真や動画の中の人の顔を別の人の顔に入れ替えたフェ イクを作ることができます。「ディープフェイク」とよばれています。より価値の ある動画コンテンツを制作する可能性が開ける一方で，フェイクニュースなどで悪 用される可能性もあります。

図6 GAN（文献2より引用改変）

A GANの構造
B Cyclic GAN: 写真からモネ風の絵を作る。その逆も可能である。

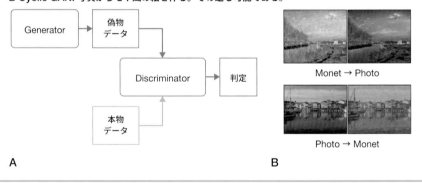

文献

1. Krizhevsky A, et al. ImageNet classification with deep convolutional neural networks. Communications of the ACM. 2017; 60: 84-90.
2. Zhu JY, et al. Unpaired Image-to-Image Translation using Cycle-Consistent Adversarial Networks. arXiv. 2017; 1703.10593.

これで一通り機械学習について説明しました。論文へ進むとしましょう！

 オー！

 この論文（→ P.192）の概略を把握しましょう。まず，目的を簡単にまとめてください。

We aimed to develop and validate a set of deep learning algorithms for automated detection of the following key findings from these scans: intracranial haemorrhage and its types (ie, intraparenchymal, intraventricular, subdural, extradural, and subarachnoid); calvarial fractures; midline shift; and mass effect.

(Chilamkurthy S, et al. *Lancet*. 2018; 382: 2388-96.)

 ABSTRACTのBACKGROUNDとINTRODUCTIONの最後の段落を参照すると，頭部CTスキャンの画像を解析して4種類の病変と頭蓋内出血のタイプ5種類を診断する深層学習モデルを開発したことがわかります。

 "Deep learning algorithms for detection of critical findings in head CT scans: a retrospective study"というタイトルをみると，既存のデータを解析するので研究デザインは**retrospective study**になるのですね。

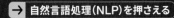
 どのような方法かな？　深層学習の学習方法を思い出してみましょう。

We retrospectively collected a dataset containing 313318 head CT scans together with their clinical reports from around 20 centres in India between Jan 1, 2011, and June 1, 2017. A randomly selected part of this dataset (Qure25k dataset) was used for validation and the rest was used to develop algorithms. An additional validation dataset (CQ500 dataset) was collected in two batches from centres that were different from those used for the development and Qure25k datasets.

(Chilamkurthy S, et al. *Lancet*. 2018; 382: 2388-96.)

 教師データで学習させて，テストデータで妥当性を検証します。Qure25k datasetとCQ500 datasetの2つのデータセットを使っています。Qure25k datasetは深層学習を開発する用とバリデーション用にランダムに分けています。CQ500 datasetはバリデーション用に使われています。

 異なった集団のデータで検証することで，よりさまざまな人に使えるモデルか検証できます。

The original clinical radiology report and consensus of three independent radiologists were considered as gold standard for the Qure25k and CQ500 datasets, respectively.

(Chilamkurthy S, et al. *Lancet*. 2018; 382: 2388-96.)

 放射線科のレポートと3人の放射線科医の意見の一致をgold standardとしています。AUCをアルゴリズムの性能の評価に用いています。

 専門医のレポートを**正解ラベル**にしているということですね。つまり，必要なデータはCTスキャンの画像データとそれとペアの診断ですね。

はい。深層学習の開発の大変なところは，アルゴリズムを作るところではなく，データを集めることです。最先端のAI開発をしても，結局マンパワーが必要になります。

画像データは病院のシステムから容易にダウンロードできることが多いです。厄介なのは正解ラベルです。2つのデータセットの正解ラベルについてみてみましょう。

METHODSのReading the scansに記載されています。

For the development and Qure25k datasets, we considered clinical reports written by radiologists as the gold standard. However, these were written in free text rather than in a structured format. Therefore, a rulebased NLP algorithm was applied on the radiologists' clinical reports to automatically infer the target findings. We validated this algorithm on a random subset of reports from the Qure25k dataset to ensure that the inferred information was accurate and could be used as gold standard. The validation was achieved by manually labelling reports from this subset and comparing these labels to the NLP algorithm's outputs. (Chilamkurthy S, et al. *Lancet*. 2018; 382: 2388-96.)

Qure25kについては，フリーテキストのレポートに診断結果が書いてあったため，rulebased NLP algorithmを使って，それを推測しました。そのNLPによる推測した診断を実際の診断を比較したとのことです。

313,318ものデータがあるので，もしルールがなく，人がすべての正解ラベルをデータに付けるとなると，とてつもない労働力と時間がかかったかもしれません。NLPのルールを作ることである程度自動的に正解ラベルを付けることが可能になったのですね。

すべてのラベルを付けさせられたら，私は逃げ出すわ。

Three senior radiologists served as independent raters for the CT scans in the CQ500 dataset.

If unanimous agreement for each of the findings was not achieved by the three raters, the interpretation of the majority of the raters was used as the final diagnosis.

(Chilamkurthy S, et al. *Lancet*. 2018; 382: 2388-96.)

Part 7
人工知能

CQ500は放射線科医が読影しました。結果が一致しなければ，多数決で決めています。CQ500も4,462のレポートがあるので，3人の先生方はすごく頑張られたと思います。

 ひゃ〜，大変。僕は無理です。

自然言語処理 （natural language processing；NLP）

　言葉を解析する技術です。コンピュータで解析する方法は，分類方法にもよりますが，ルールベース，統計的手法，ニューラルネットワークの大きく3つに分けることができます。

●ルールベース

　対象となる文章のルールを人手で定義し，そのルールに基づいて処理する方法。レポートのなかに，脳出血という単語がたくさんあれば，それが診断結果の可能性は高くなります。

　ルールを人間が決めるので，ある程度処理を正確に行うことができます。一方で，人が行うためルールの定義に専門知識が，また，新しい解析には新しいルールが必要であり，手間がかかるという欠点があります。

●統計的手法

　文字や単語の頻度や，文字や単語の共起頻度を計測し，文の生成確率を求めるなどの解析が行われます。例えば，連続するn個の単語や文字のまとまり（n-gram）を解析することで，どのような文脈でその単語が使われたか検討することができます。

●ニューラルネットワーク

　現在よく使われている解析法です。言語を機械的に解析するためには，単語や文字を「数値」の世界に変換し，ベクトルや行列で計算処理できるようにしなくてはなりません（単語の埋め込み，分散表現）。Word2Vecは代表的なツールです。

　また，深層学習で勉強したRNNは，自然言語処理，動画分類，音声認識でよく利用され，以前はGoogle翻訳などの機械翻訳で利用されていました。

自然言語処理の解析方法

　自然言語とは，我々が日常で使用している言語のことであり，自然言語処理は，このような言語を解析する技術や学術分野を意味しています。診断補助や医療文書からの情報抽出にも使用されています。

　コンピュータでは数値しか扱うことができないため，言葉をどのように数値化するかが課題となります。自然言語処理にはいくつかの工程があります。

①文章を解析しやすく分割・変換する

　英語では，文章を単語に分割した後，複数形を単数形に変換するなど，解析しやすくします（正規化，ステミング，レンマ化など）。また，文意に関係なく頻回に出現する単語（ストップワード）を削除します。

②文章を数値化する

　次に，コンピュータで解析できるようにするためには，文章を数値化しなくてはなりません。ある単語が文章中に出現する回数が多ければ，その文章はその単語に強く関係すると考えられます。そこで使われる方法に**bag of words（BoW）**があり，文章に単語が含まれているかどうか評価します。

③単語に重みをつける

　しかし，文書中での出現数をカウントすると，ありふれた単語に重みが置かれてしまいます。そこで解析する文章でのみ特徴的に使われる単語に注目し，単語に重みをつける方法もあります**（term frequency-inverse document frequency；TF-IDF）**。

Part 7

人工知能

ニューラルネットワークを用いてベクトル化（分散表現）する方法

　代表的なWord2Vecは，GoogleのTomas Mikolovらの研究者チームによって公開され，自然言語処理が飛躍的に進む契機となりました[1]。2層のニューラルネットワークのみで構成されるシンプルな構造ですが，大規模データによる分散表現学習が現実的な計算量で可能となっています。

　得られた単語の分散表現は，ベクトルとしての特徴だけでなく単語の意味を含有しており，次のような意味の計算が可能になります。

$$\overrightarrow{king} - \overrightarrow{man} + \overrightarrow{woman} = \overrightarrow{queen}$$

単語間の関係の評価には，コサイン類似度がしばしば使用されます。これは単語のベクトル$\vec{x}$と$\vec{y}$の内積を距離で正規化し，$\cos\theta$を計算することで求められます。

$$\cos\theta = \frac{\vec{x} \cdot \vec{y}}{\|x\| \|y\|}$$

　Word2Vec以後も，Transformer, ELMo, BERT, ALBERT, T5などさまざまなモデルが発表されており，その性能は年々向上しています。

文献
1. Mikolov T,et al. Efficient Estimation of Word Representations in Vector Space. arXiv. 2013(1301.3781).

ではどのような深層学習モデルを作ったのでしょうか？

Supplementary appendixによると，病変によって違うモデルを使っているようです。Intracranial Hemorrhageについて読んでみます。

> We used ResNet18, a popular convolutional neural network architecture with a slight modification to predict softmax based confidences, for the presence of each type of hemorrhage in a slice. We modified the architecture by using five parallel fully connected (FC) layers in place of a single FC layer.
>
> (Chilamkurthy S, et al. *Lancet*. 2018; 382: 2388-96.)

このResNet（residual network）はMicrosoft Researchで開発されています。

CNNでは層を深くすることで精度向上が図られたが，層を深くした影響で，学習が難しくなる問題が生じました。その一つに，層の多いモデルのほうが少ないモデルよりも訓練誤差が改善しにくくなる**劣化問題（degradation problem）**があります。これに対応するモデルとして2015年にResNetが開発されました**（図1）**[1]。この性能は高く，ヒトの認識をついに越えました。
ResNetでは従来のCNN**（図1A）**とは違い，shortcut connectionという迂回路を設けることで，この問題をクリアしています**（図1B）**。このブロックを積み重ねることでResNetは構成されており，層の数によって5種類のResNetがあります。ResNet18は18層になっています**（図2）**。

なるほど，このモデルを改造したのですね。さらに，このslice-levelの予測結果をランダムフォレストで統合してscan-levelとしています。機械学習のオンパレードで，モデルが複雑ですね！

単にResNet18を使っただけで終わらないところが，この研究者達のすごいところですね。

図1 ResNetの構造（文献1より引用改変）

A 従来のモデル：Weight layerは畳み込み層など
を表す。
B ResNet：Shortcut connectionが追加されて
いる。2つの層とshortcut connectionでブロッ
クが構成されている。

図2 ResNet18の構造

複数のブロックで構成されている。層の数を増や
すことで，さまざまなReNet（18, 34, 50, 101,
152）を作ることができる。

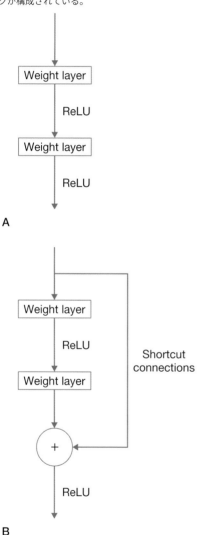

A

B

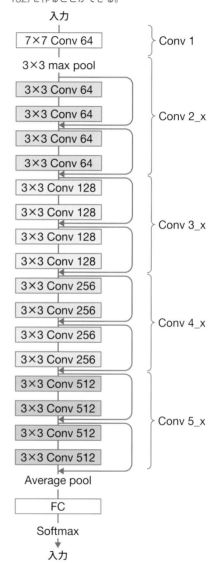

文献

1. He K, et al. Deep residual learning for image recognition. arXiv. 2015; 1512.03385.

では，結果をみてみましょう。

Sensitivity and specificity of the NLP algorithm were fairly high; the least performing finding was subdural haemorrhage with a sensitivity of 0.93 (95% CI 0.81–0.99) and specificity of 1.00 (0.99–1.00), whereas fracture was inferred perfectly with sensitivity of 1.00 (0.97–1.00) and specificity of 1.00. (Chilamkurthy S, et al. *Lancet*. 2018; 382: 2388-96.)

 Qure25kの正解ラベルが評価されていて，感度と特異度は非常に高い結果になっています。これはほかの病変についても同様でした。

 NLPのルールが正確だったということですね。

 次に，読影者の結果の一致を**κ（カッパ）係数**比較しています。2人の場合にはCohen's κ，3人の場合にはFleiss' κ を用いています。このκ係数って何ですか？

 観察者間の診断の一致度を評価する指標です。このκ係数は，0～1の値をとり，値が大きいほど一致度が高いことになります。**Cohenのκ**は2人の評価者の間の評価一致を測定するために使用され，**Fleissのκ**は3人以上の評価者に使用できます。

 Intracranial hemorrhageはFleissのκが0.78と高かった（excellent）のに対し，calvarial fractureとsubdural haemorrhageはそれぞれ0.45, 0.54と低かった（fair to moderate），とのことでした。つまり診断にばらつきがあったようですね。

 先生方でも評価が分かれるような難しい画像が多かったのかもしれませんね。

深層学習モデルの性能評価ですが，receiver operating characteristic（ROC）カーブのarea under the ROC curves（AUC）を評価しています（図1，表1）。全体としてCQ500のほうがよい結果だったようです。

図1 Intracranial haemorrhage診断のROCカーブ（文献1より引用改変）

Qure25kとCQ500のROCカーブが示されている。×はCQ500に対する3人の読影者の結果。

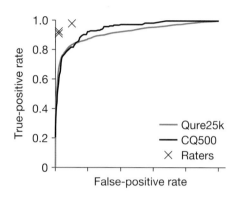

表1 病変診断のAUCと95%CI

データセット	Qure25k	CQ500
Intracranial haemorrhage	0.9194 (0.9119–0.9269)	0.9419 (0.9187–0.9651)
Intraparenchymal	0.8977 (0.8884–0.9069)	0.9544 (0.9293–0.9795)
Intraventricular	0.9559 (0.9424–0.9694)	0.931　 (0.8654–0.9965)
Subdural	0.9161 (0.9001–0.9321)	0.9521 (0.9117–0.9925)
Extradural	0.9288 (0.9083–0.9494)	0.9731 (0.9113–1.0000)
Subarachnoid	0.9044 (0.8882–0.9205)	0.9574 (0.9214–0.9934)
Calvarial fracture	0.9244 (0.9130–0.9359)	0.9624 (0.9204–1.0000)
Midline shift	0.9276 (0.9139–0.9413)	0.9697 (0.9403–0.9991)
Mass effect	0.8583 (0.8462–0.8703)	0.9216 (0.8883–0.9548)

 次にhigh sensitivity pointでの感度と特異度を評価しています。その定義はSupplementary appendixに記載されています。感度が高いだけでなく，特異度にも条件を付けています。

Pick operating point whose sensitivity is closest to 0.95. If specificity > 0.70 at this operating point, use this operating point. Otherwise, use an operating point whose sensitivity is just above 0.90 if available, else the closest to 0.90.

(Chilamkurthy S, et al. Lancet. 2018; 382: 2388-96.)

一般的な検査において，感度が高い検査は疾患の見逃しは少ないので，陰性結果で病気を否定するために優れた検査となります。一方，特異度が非常に高い検査は偽陽性がまれなので，結果が陽性であれば目的とする病気であると診断するのに適しています。カットオフ値を決める際には，スクリーニングか確定診断かといった目的に応じて設定しなくてはなりません。

Supplementary appendixには，

We therefore chose high sensitivity operating point to convert confidences to discrete decisions. This choice is clinically relevant because the algorithms were designed to be used for triaging. (Chilamkurthy S, et al. <i>Lancet</i>. 2018; 382: 2388-96.)

とあります。この研究者たちは高感度の深層学習で患者を発見するような使用法を想定していたのかもしれないですね。

正しく判別された画像と誤った画像が示されています（**図2**）。High sensitivity operating pointでの感度と特異度を，深層学習モデルと読影者で比較しています。感度については良好ないし同等な結果でしたが，深層学習モデルの特異度はいずれの病変でも低い結果となりました（*p*<0.0001）。
また，使い方についても述べており，頼りすぎによる見逃しに注意することも記載しています。

This approach might improve radiologist efficiency, but it is also possible that over-reliance on such a triage might lead to automation bias in radiologists whereby false negative scans are overlooked. (Chilamkurthy S, et al. <i>Lancet</i>. 2018; 382: 2388-96.)

図2 正しく判別された画像と誤った画像（文献1より転載）

陽性

正しく
判別

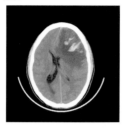 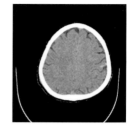

偽陰性（微小脳内出血）　　　　偽陽性（硬膜下出血と診断）

誤って
判別

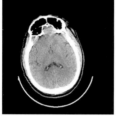 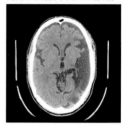

False negative
（Tiny intraventricalar
haemorrhage）

False positive
（Predicted as subdural
haemorrhage）

 その通りです。AIが診断した結果だと，すべて正しいと思って自分で読影しなくなるかもしれません。AIの判定に偽陰性があって，脳出血の症例を1人でも見逃したら命に係わることもありえます。

 AIは，あくまでもツールと思って使用することが重要ですね。われわれも自分の診療スキルを磨くことを心がけましょう！

 AIや診断学にも関係する難しい論文でしたが，得たものはたくさんありました。ありがとうございました。

文献
1. Chilamkurthy S, et al. Deep learning algorithms for detection of critical findings in head CT scans: a retrospective study. Lancet. 2018; 392: 2388-96.

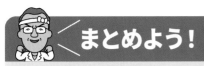 **まとめよう！**

01 機械学習の種類がいえる。

02 サポートベクトルマシーンについて説明できる。

03 ランダムフォレストについて説明できる。

04 k平均法について説明できる。

05 ニューラルネットワークについて説明できる。

06 深層学習についてわかる。

07 自然言語処理についてわかる。

索引

step by stepで学ぶ
論文を「読む」ための医療統計
文献の探し方から最新のベイズ統計・AI解析まで

2022年10月10日　第1版第1刷発行
2023年 5月20日　　　　第3刷発行

■ 著　者　神田英一郎　かんだ　えいいちろう

■ 発行者　吉田富生

■ 発行所　株式会社メジカルビュー社
〒162-0845 東京都新宿区市谷本村町2-30
電話　03(5228)2050(代表)
ホームページ https://www.medicalview.co.jp/

営業部　FAX　03(5228)2059
E-mail　eigyo@medicalview.co.jp

編集部　FAX　03(5228)2062
E-mail　ed@medicalview.co.jp

■ 印刷所　三美印刷株式会社

ISBN 978-4-7583-0969-1　C3047

©MEDICAL VIEW, 2022. Printed in Japan